左利きの人々

渡瀬　けん

JN282882

中経の文庫

はじめに――笑いながら左利きのことがわかる本

もしあなたに左利きの友人がいたら、この本を読み終えた頃には、きっと今まで以上に親密になれるでしょう！

『世界に一つだけの花』というＳＭＡＰの大ヒット曲があります。人はそれぞれ違うものだから、もっと個性を活かして生きようよと歌っています。この曲を初めて聴いたとき、左利きにも同じことが言えるゾ！　と思いました。

左利きは全体の10％と言われています。これは全世界共通です。小学校のクラスに30人の児童がいたら、そのなかの３人は左利きがいるという計算です。学校や会社などでまわりを見渡しても、あちこちで左利きの人を見かけますよね。左利きは決して珍しい存在ではありません。

しかし、普段使っている台所用品やスポーツ用具、そして学校で使う文具などの多くは、右手で使いやすいようになっているものがほとんどです。なかには左手で使うと危険なものもあったりします。

左利きの人は、その環境に慣れてしまってあまり意識していなかったりしますが、それでも生活のあちこちで不便を感じています。多くの左利きの人は無意識のうちにいろいろなことを我慢していて、そしてそのことに多くの右利きの人は気づいていません。

これを読んで、左利きの人には「そうなんだよねえ」、右利きの人には「へえ〜、そうだったんだ」と感じてもらえたらうれしいです。

そもそも本書は、私が書いている『レフティサーブ』というメールマガジンが元になっています。これは２００３年度から無料で配信しているもので、身近な利き手に関するテーマを軽いタッチで笑い飛ばしながら書いているエッセイです。

これまで、多くの読者から感想や質問などをいただきましたが、なかでも左利きの子どもの教育に悩む親からの相談がたくさん寄せられました。その多くは、左利きである子供と社会生活とのギャップについての悩みです。

それを見るにつけて、左利きの現状をもっと広く知ってもらえる機会を作って、利き手に左右されない世の中にしたいという思いがわいてきました。この本でそのギャップを少しでも埋めることができればなあと思っています。

また、本書では、左利きの基準についてはあえて述べていません。自分が左利きだと思えばその人は左利きです。他人がどうこう言うのではなく、自己申告でいいと思っています。

そして、正確には「左手書きの人」や「左手で食事をする人」などとすべきところも「左利き」と言っています。なかには、左利きだけど右手で食事をする人もいますが、それらを区別し始めると混乱するので簡略化しました。

本書で紹介している製品などは、一般的に右手用に作られているものを取り上げています。ただ実際にはそれらのほとんどは左手用のものも存在します。それはいろいろなメーカーの方たちの努力の結果です。それを無視してはいませんが、ここではあえて割愛しました。

左手用の製品につきましては、巻末に記載している当サイトをご覧ください。

左利きであることは、その人の立派な個性です。

右手で上手にできないことでも、左手でなら負けません。背が高い子と低い子がいるように、右利きと左利きがいるのです。

なぜ左利きになるのかは、いまだに医学的に解明されていませんが、そんなナゾめいた左利きとのコミュニケーションを深めるきっかけになればうれしいです。

2008年12月

「レフティサーブ」代表　**渡瀬けん**

左利きの人々　◎目次

ガスコンロ…緊急時に命運を分けるのは、利き手の違いだったりする。 28
へら…炒め物をするときにいつも思う。なんでへらに余計な角度が付いているんだろう。 30
蛇口…蛇口が二つある洗面所では、いつもお湯を使うのが左利きである。 32
サッシ…左利きは、窓の開閉がとっても得意なのである！ 34
歯みがき…左利きの人でも、歯みがきだけは右手派が多いってほんと？ 36
コーヒーミル…やっぱり豆から挽きたい！ そんなコーヒー党の左利きには試練が待っていた。 38
やかん…独身男も持っている調理器具の定番、やかんよお前もなのか！ 40
体温計…熱を測るとき、体温計をはさむのはどちらのわきの下？ 42
計量カップ…左利きは、水の量を正確に測るのがちょっと苦手である。 44
血圧計…血圧は、右手と左手では違う数値が出るらしい。 46
スプレー洗剤…お風呂を洗うときには、洗剤のラベルをよく確認しないと危険です！ 48
ビンのフタ…左利きのメリット発見！ ビンのフタは左手の方が開けやすい！ 50
おばあちゃん…おばあちゃんに左利きが少ないのは、厳しい時代のせいだったのだ。 52

第2章 [SCHOOL] 共同生活を行う学校でも左利きはときどき困っています!

第4章 [FASION] 左利きはオシャレにも気をつかうんです！

ジーンズ…ジーンズは左右対称である、ただ一ヶ所を除いては。 128
腕時計…クオーツや電波時計は、左利きにやさしい発明品なのだ。 130
指輪…結婚指輪は利き手の反対の薬指にすべし！ 132
内ポケット…ジャケットの内ポケットは、左利きに対しての配慮がない。 134
ライター…タバコに火を点けてあげるのは、左手だと失礼にあたるらしい。 136
扇子…扇子を左手であおぐと、だんだん閉じてきてしまうのがくやしい。 138
ファスナー…ジャンパーのファスナーを閉める動作は、やはり右利き有利！ 140
手袋…手袋は、利き手側のほうがなくなりやすい。 142
爪切り…小さいことだが、爪切りは右利き向けになっているんだよ。 144
髪留め…後ろ手で使う髪留めは、できれば左手を使いたい。 146
ボタン…服のボタンを片手ではめるとき、どちらの手を使う？ 148

第5章 [HOBBY] スポーツや音楽でも左利きは苦労してるんです！

本書は「中経の文庫」のために書き下ろされたものです。

第1章

HOME

家の中には左手で使いにくいものがいっぱい！

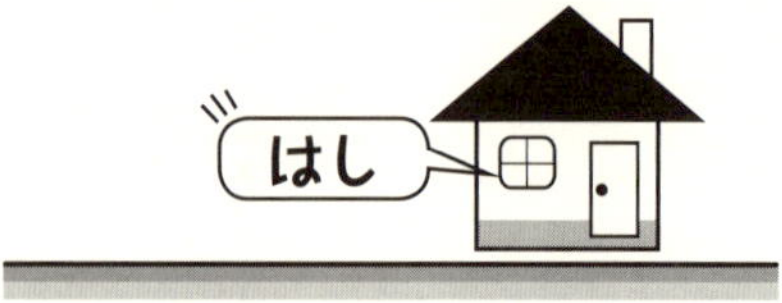

誰かと席に着くときは、
いつも無意識に
左はじを選ぶ。

右利き同士だったらどちらでも構わないのだが、右利きの人と左利きの人が一緒の席に座るときは、たいてい並びが決まっている。とくに食事をする場合、「はし」を持つ手が左の人が左側を選ぶことが多い。

その理由は、食べるときの腕がぶつからないようにしたいからである。左利きの人は、小さい頃からいつも隣の人とひじがぶつかることを気にしながら食事をしてきた。だからカウンターだけの狭いラーメン屋で食べているとき、右隣に人が座ると申し訳ない気持ちになるのだ。新幹線や飛行機などでも、できれば左側の席であってくれと祈りながらチケットをとるのである。

その意味では、左利きにとって一番左はしというのは、誰にも迷惑がかからないので居心地がいい場所なのである。その席をさりげなくすすめられたりすると、そのやさしさに左利きの人はホロリとするのだ。

ちなみにちょっと高級な和食のお店に行ったとき、ハシ置きを当たり前のように右利き用に置かれると、少しムッとしてしまう自分が少し悲しい。

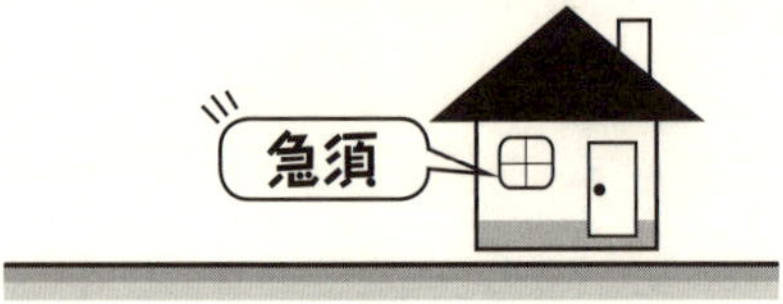

急須《きゅうす》って左手だと
ものすごく
注ぎにくいんだよね。

左利きだってお茶は好きだ。仕事や家事が一段落したときなど、お茶を飲むとホッとする。ところが、飲むのは好きなのだが、お茶を注ぐのは苦手である。できれば誰かにお願いしたいと思っている。その理由は「急須」だ。

急須は基本的に右手で持つ。そして、注ぎ口を見ながら湯飲みに注いでいく。持ち手と注ぎ口が直角になっているので、それはごく自然な動作でできるのだ。お茶をいれる一連の動きは優雅ささえ感じられる。

ところが、それを左手で持ったとたんに、なんとも不恰好な姿になってしまう。自分のからだの外側に向かって注がなくてはならないからだ。しかもその際に、注ぎ口が手で隠れて見えなくなっているので、自分がどれくらいお茶を注いでいるのかがわからない状態なのである。うっかりこぼしているのに気づかないこともあり、ヤケドする危険もあるのだ。

左利きの人がお茶をいれたがらないのは、不精だからではなく、急須が使いづらいからだということを知っておいてほしい。

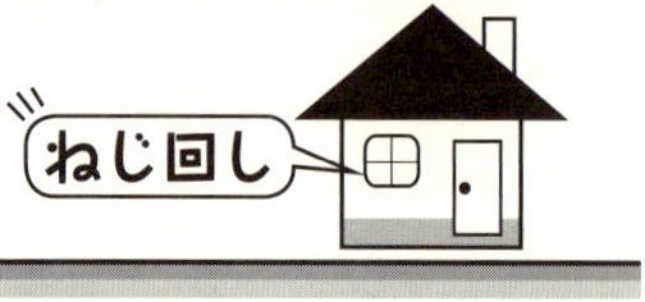

左手だと
ドライバーが
使いにくいって
ホント？

本棚などの組み立て式の家具を買って、家で組み立てた経験がある人は多いだろう。その作業自体は楽しいのだが、ひとつだけ左利きにとって不利な点がある。それはドライバー、つまり「ねじ回し」だ。

ドライバーでの作業は、ねじを締めることとねじを緩めることの二通りである。それぞれ右回りと左回りになるが、一見すると左右平等なように思えるだろう。ところが、ねじは世界共通で、締めるときには右回り（時計回り）と決まっている。そしてねじは締めるときのほうが力がかかるのだ。とくに木ねじのように、ねじの形がドリルになっていて、ねじりながら木に穴を開けて進むタイプのものは、最初から最後までフルパワーが必要なのである。

ここで手の構造が問題になってくる。ドライバーで時計回りに回すとき、右手では360度近く一気に回せるが、左手だと180度も回せない。手首がそれ以上は回転しないのだ。左利きはドライバーでの組立作業が苦手である。でも逆に分解作業は得意かもしれない。

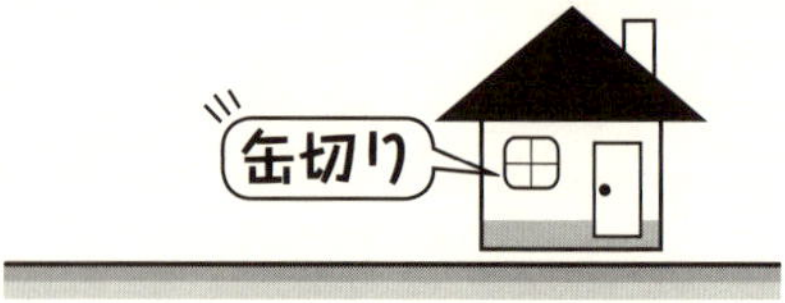

力と繊細さが必要な作業は、
やっぱり利き手が
やりやすい。

左利きにとって、道具のなかでもとりわけ使いにくいのは、切断系と回転系である。「切る」という作業には、力が必要だ。そして切る角度や位置などに気をつかうので繊細な作業でもある。また、「回す」動作は、力が必要なうえに手首を使うので、回転方向が逆になると、これまたとっても使いにくい。そんな左利きにとって二重苦な道具が「缶切り」なのだ。

たいていの道具なら左手でも頑張れば使えるのだが、この缶切りだけは左手で使うのはムリと言っていいだろう。缶のふちに刃をセットしてグッと刺す。そしてテコの原理を使って刃を立てながら切り込んでいく。しかも、カーブを描きながらである。

そんな微妙で繊細で、さらに力のいる作業は利き手ですらむずかしい。左利きの私には、右手に缶切りを持ち替えてなど、とてもできないのだ。

だからお願いする。あとはどんな手伝いでもするから、缶切り作業だけは頼まないでくれ。ちなみにコンビーフの缶も左手では開けづらいぞ。

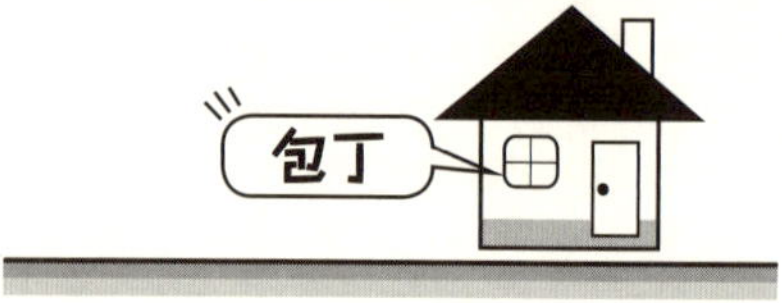

リンゴの皮むき競争があったら、迷わず辞退する。

大根をポンと二つに切るときにはそうでもないが、くだものの皮をむくときになると、がぜん右利き用であることを実感する。それが「包丁」だ。

包丁の刃先をじっくり見てみると、片側だけ斜めに角度がついているのがわかる。左手で包丁を持つと、刃が当たりにくい仕掛けになっているのだ。そうとも知らずに左手できゃべつの高速千切りに挑戦したことがある。結果は惨敗。切ろうとしてもきゃべつの断面に刃が立たずに、空振りばかりで全然切れない。なんてダメな包丁なんだと、当時は勝手に思っていた。

もちろんナイフの類もみんな右利き有利になっている。海外の農場などの風景で、農夫がオレンジをナイフで切り取って食べている姿がカッコいいと思っていたが、左手ではそれすら満足にできない。

よく左手で刃物を使っていると危なそうと言われるが、事実、スムーズに切れないので、ホントに危ないのである。左利きに刃物を持たせるなかれ。

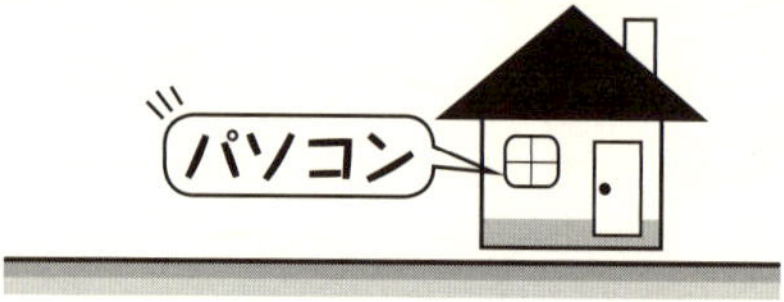

パソコンは 右利き有利の 宝石箱だ～！

毎日の仕事では欠かせない「パソコン」には、いろいろな右手重視の機能がたくさんついている。

まず、なんと言ってもマウスだ。半強制的に右手で使うようになっている。こればかりは、多くの左利きの人も右手で使っていることだろう。

そのマウスと連動しているカーソルも右利きアイテムのひとつだ。マウスを動かすと画面の矢印も移動する。その矢印の向きは、右手の動きとリンクしているので、左手でマウスを使うと違和感がでてしまう。

キーボードの配置も右利き用になっている。頻繁に使う[Enter]キーや矢印の移動キーなどは右手で扱う位置にある。また数字を入力するテンキーも、当然のように右側にある。

これらの多くは自分で変えることができるが、標準となっているのは、やはり右利き用の配置になっている。ただパソコンに関しては、使用頻度が高いので左利きのユーザーも慣れてそのまま使っているのが現状のようだ。

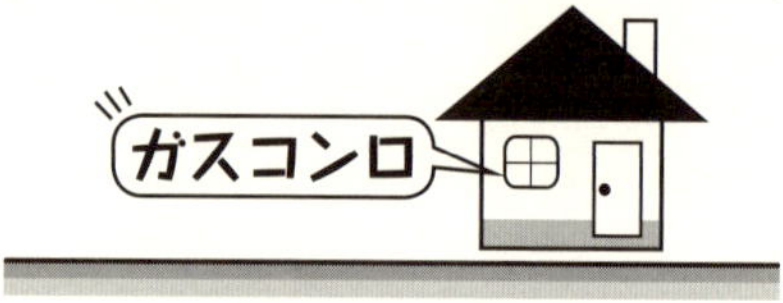

緊急時に命運を分けるのは、利き手の違いだったりする。

「ガスコンロ」のつまみは回転方向が決まっている。反時計回りで点火するようになっている。そしてその方向は、なぜか左手に適しているのだ。

よくガスがなかなか点かなくて、何度もガチャンガチャンと回した経験はないだろうか？　それを右手でやるときは、手首が大きく回らないので身体をよじりながら点けることになる。左手ならスマートな姿勢で点火できるゾ。

世の中のものは基本的に右手で扱いやすくできている。にも関わらずガスコンロは左手のほうが点けやすいというのはどうしてだろう？　なまじ左利きに有利なものがあると、逆に疑問に思ってしまう自分がちょっと悲しい。

そしてやっぱりというか、ちゃんと理由があった。

地震などの緊急時には、ガスを消さないと危険である。とっさに手を伸ばして消そうとするとき、今度は左手だと消しにくくなる。そう、ガスコンロのつまみの回転方向は、緊急時に右手で消しやすいようにできていたのだ。ガスは点けるときより、消すときのほうが大事だというわけなのである。

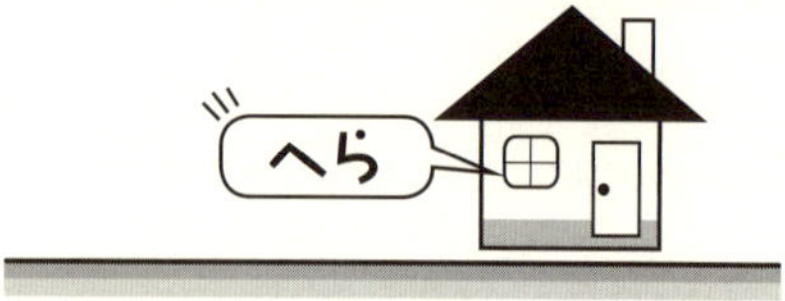

炒め物をするときにいつも思う。
なんでへらに余計な角度が
付いているんだろう。

チャーハンや野菜炒めをつくるとき、「へら」を使うと混ぜやすい。ただし利き手に合わせたものでないと、逆にとっても混ぜにくくなる。

へらはできれば木製がいい。金属だとフライパンを削ってしまいそうだし、プラスチックだと柔らかすぎて力が入れにくい。そのへらだが、先端が斜めになっているものが多いようだ。そしてその角度の向きは決まっていて、右手で持ったときに使いやすくなっているのである。

とうぜん右手でなら何の違和感もなく使えるだろうが、これを左手で使おうとすると、もう違和感だらけになってしまうのだ。左で持ったへらは、とがった部分が下になってしまい、スカスカと食材の脇を抜けて動き回るだけ。ぜんぜん混ぜられないのである。

台所用品には、ちょっとした角度が付いているものがたくさんある。それは右手で使うときにはナイスアイデアかもしれないが、そうすることで左利きにはとても使いにくい品物になることを知っておいてほしい。

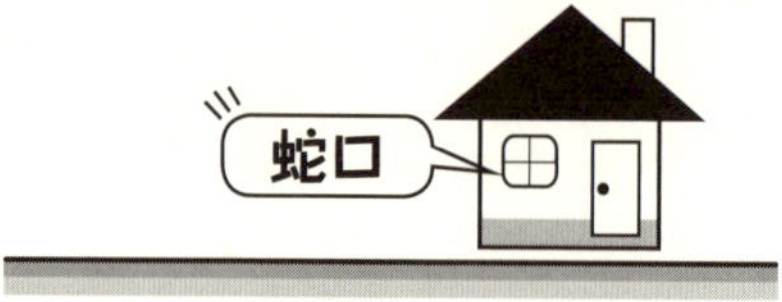

蛇口が二つある洗面所では、
いつもお湯を使うのが
左利きである。

ちょっと古びたホテルなどでは、洗面所の「蛇口」が二つあることがある。お湯用と水用のもので、それぞれ赤と青の表示がある。で、いつものように左側の赤い蛇口をひねると…、あれ？　何も出ないゾ？

最近では、洗面所も取っ手が一つのハンドルになっているものが多く、上下の動きで水量調節、左右の動きで水温調節ができたりする。蛇口をひねる必要がなく、手首だけで操作ができるので便利になった。

ところが少し前の洗面所の多くは、左右に二つのハンドルがあった。その場合、左手で蛇口をひねるクセのある左利きの人は、自然に左側のお湯のハンドルを使うケースが多くなる。それは暑い夏であろうとそうなのだ。その都度ガス料金もかかってくるので、エコの精神には反してしまうのだが。

そしてそのことが、左利きへの不利を生むことになる。古めの旅館などでは、節水のためだろうが、蛇口をひねって何も出ないのは決まって左側である。左利きは、蛇口をひねって、首をひねって、それから右の蛇口をひねるのだ。

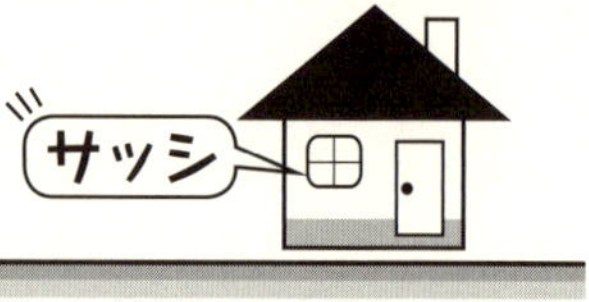

左利きは、窓の開閉がとっても得意なのである!

多くの人は、引き戸型の窓を開けるときには右手を使う。それに合わせてふすまや「サッシ」などの戸は右側が手前にくるようになっている。もちろん右手で開閉しやすくするためなのだが、実はそれが思わぬ盲点になっているのだ。

多くのふすまや障子などは二枚戸になっている。右側の戸が手前に来るようになっている。それにならったように、窓のアルミサッシも右側が手前になっている。障子とサッシの大きな違いは、ロックがあるかないかである。

サッシのロックは、その構造上、手前の窓（つまり右側の窓）の左側サイドにつけざるを得ない。するとロックを操作するときには、左側サイドに手を回して行うことになる。つまり右手だとやりにくい！（↑ちょっとうれしい！）

さらに言うと、ロックにはダブルロックが多く、小さなダイヤルを回すとか、小さなレバーを上下させて固定するようになっている。それって右手ではさぞかしやりづらい作業だろう。同情するゾ。

というわけで、サッシは左利きに便利にできているのだ！　勝った！

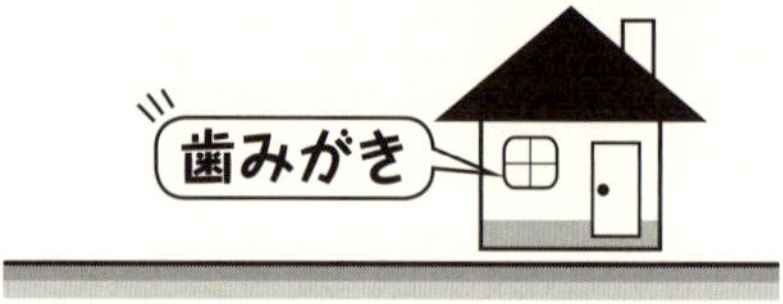

左利きの人でも、歯みがきだけは右手派が多いってほんと？

一般的に、利き手を使うケースとしては、力が必要なときと細かい作業をするときが多い。そう考えると、「歯みがき」もかなり繊細な動作なので、利き手を使いたくなるのだが、意外に左利きの人でも右手を使うことが多いようだ。

想像するに、子供のとき、初めて歯みがきを教えてもらったときが影響しているのかもしれない。洗面所の鏡のうしろで親や先生が見本を見せながら、子供に教えている姿が目に浮かぶ。「右手で歯ブラシを持って、左手でチューブをつけて」などと掛け声も聞こえてきそうだ。

子供はそんな親たちのマネをして、同じ動作をすることで歯みがきを覚えていく。そしてそれは利き手に関係なく、親子代々続いていく。左利きでも歯みがきだけは右手を使う人が多いのは、そんな理由だと推測する。

ただ、ひとつ言えることは、歯ブラシに印字されている文字や絵柄は、右手で持って読めるように、右利き用になっている。ちなみに歯医者さんに言わせると、歯みがきは両手を交互に使うのが一番良いそうだ。

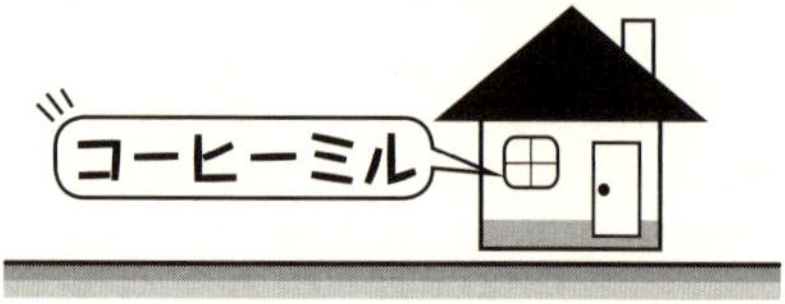

やっぱり豆から挽《ひ》きたい！
そんなコーヒー党の左利きには
試練が待っていた。

コーヒーはやっぱり五感で楽しみたい。味や香りもそうだが、その前に豆を挽く音や、そーっとお湯を注ぐときの儀式のような感じもコーヒーの醍醐味である。ただし左利きの人には、ちょっとした試練もあるのだが。

せっかくコーヒーを豆からいれるのなら、豆を挽く「コーヒーミル」は電動よりも手動のものを選びたい。手で挽いてこそ、味わいが深くなるというものだ。初めてコーヒーミルを使ったとき、映画のワンシーンのように、優雅な雰囲気を想像していたのだが、そのイメージはあっという間に崩された。

ぐるぐるとハンドルを回していたのだが、一向に豆を削っている手ごたえがない。左手で反時計回りに回していたので方向が逆だったのだ。では、とそのまま左手で時計回りに回そうとすると、今度はうまく回せない。人間の腕の構造上、平泳ぎのように腕を外側に向かって回すほうが、均等に力が伝えられるので安定しているのである。

くやしいがどうしようもないので、コーヒー豆は右手で挽くことにした。

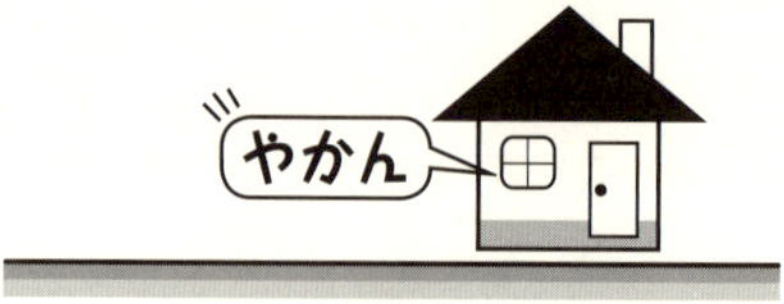

独身男も持っている 調理器具の定番、 やかんよお前もなのか！

まさか、と思った。目の錯覚だろう。そうじゃなければ、どこかにぶつけたからに違いない。でも錯覚じゃなかったのだ。「やかん」までもが右利き用に作られていたなんて！

やかんはたいていどんな家庭でも使っている定番中の定番だ。料理をしない独身男も持っている。野球部のマネージャーの必須アイテム。そんなやかんだが、一見すると均等のとれた左右対称に見えるだろう。

ところが一点だけ対称じゃない部分がある。それは注ぎ口だ。

よ〜く見ないとわからないかもしれないが、やかんの注ぎ口は、少し左側に曲がっている。最初はぶつけて曲がったのだと思っていたが、ためしにホームセンターに見に行ったところ、新品のものもそうなっていたのだ。

こうすることで、右手でやかんを持ったときに、お湯が注ぎやすくなるのである。じゃあ左手で注ぐときはどうなるのか、という議論はおそらくされていないだろう。やかんまでもが、右利き寄りに作られているなんて…。

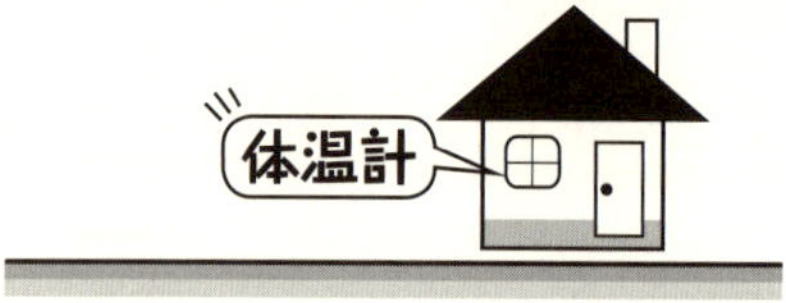

熱を測るとき、体温計をはさむのはどちらのわきの下？

体温は身体のいろいろなところで測ることができる。耳の穴とか舌の下とか肛門とか。なかでも定番はわきの下だろう。で、どちらのわきの下で測るかで明暗が分かれることになる。

むかしからある「体温計」に、水銀体温計がある。メリットは半永久的に使える点だが、測定時間が長いのがデメリットだ。

これで体温を測る場合、最初に思い切り振って目盛りを下げる必要がある。けっこう力がいるので、利き手でやる人が多いだろう。そして目盛りを下げたらそのまま反対の腕のわきの下にはさむことになる。そのほうがスムーズだからだ。そして時間が経ったら目盛りを確認する。

このとき、左利きの人は、右のわきの下にはさんでいたので、それを左手で取り出す。その後、右手に持ち替えて体温を見る。なぜか？　体温計は右手で持つときに、正しく読めるようにできているのだ。左手だと逆さまで読めない。致命傷ではないが、体温の確認が少し遅れるのが左利きなのである。

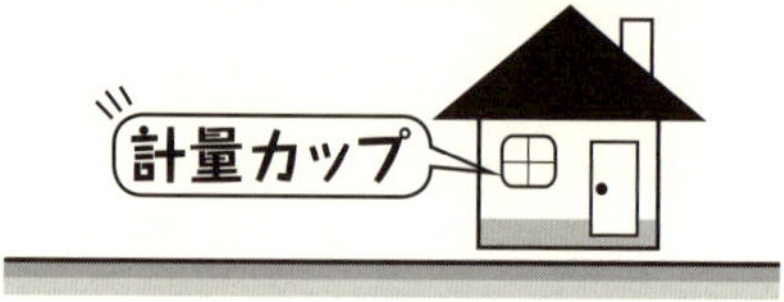

左利きは、水の量を正確に測るのがちょっと苦手である。

インスタントラーメンで、麺とスープを一緒に煮込むタイプは要注意。水の量を正確に測ってからゆでないと、後から味の調整ができないからだ。そこで「計量カップ」の登場である。

計量カップの目盛りには、水分量を測るためのcc表示や、粉の量を計測するときのg表示などもある。カップに水を入れながら、目盛りの200ccになるまで調整していく。でも、あれれ？　なんだか見づらいぞ。

左利きの場合は、当然ながら左手で計量カップを持つのだが、その際に、目盛りが見えないのだ。カップの裏側に目盛りが刻まれているのである。もちろん右手でカップを持てば正面に目盛りがあるのでとっても見やすい。

これは、理科の実験で使っていたビーカーやメスシリンダーなどでも同じことが言える。それらもすべて右手で使いやすい側に目盛りがあるのだ。

いずれにしても、計量カップは右利きに有利にできている。その分だけ左利きは水の量を正確に測るのがちょっと苦手だと言えるだろう。

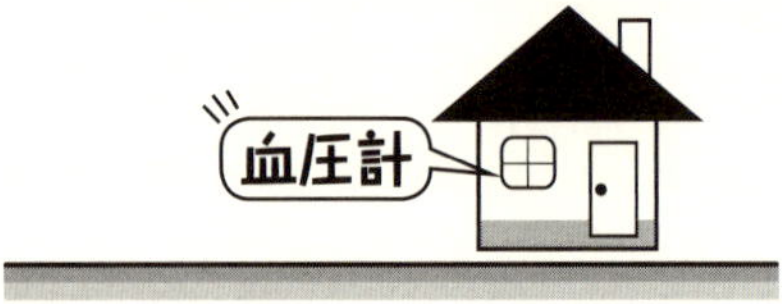

血圧は、
右手と左手では
違う数値が出るらしい。

個人差はあるが、血圧を測るときには、右手と左手とを比べると、若干左手の方が高くなるそうだ。

スポーツジムなど、病院以外にも血圧を測る場所はあるが、そのほとんどは右腕で測るようになっている。それは単にイスと機械の配置が右腕で測りやすくなっている場合もあるようだが。

「血圧計」メーカーのホームページを見てみると、左右どちらでも使いやすいということが強調されている。私はというと、どちらかといえば、左腕のほうが測りやすい気がする。それは単に利き腕だからかもしれない。

ところが、人体の構造的に見てみると、左右で微妙に違いが出るそうだ。その理由は心臓からの距離の違いである。心臓に近い分だけ、左腕の血圧が若干高い数値になるらしい。

定期的に測るのなら、同じ腕で比較したほうが自分の状態を正確に把握できることになるだろう。

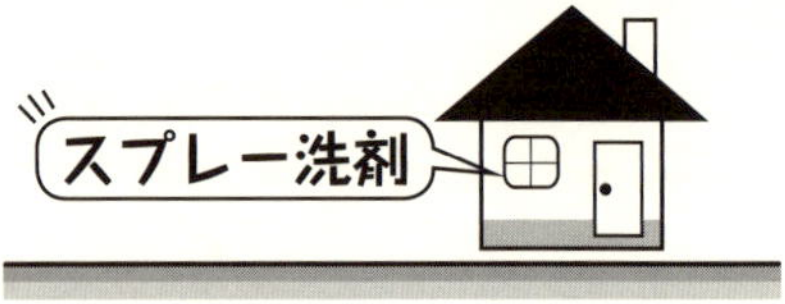

お風呂を洗うときには、洗剤のラベルをよく確認しないと危険です！

「スプレー洗剤」を使ってお風呂を洗うときにはくれぐれも気をつけよう。とくに左利きの人の場合はうっかり間違いやすいのだ。

洗剤メーカー各社は、じつにいろいろな商品を出している。ドラッグストアに行くと、お風呂用、トイレ用、台所用などジャンル別に取り揃えている。種類が多い分だけ、使うほうも迷ってしまいがちだ。

じつは、実際に浴槽を洗うときに、間違ってカビ取り用のスプレー洗剤を使ってしまったことがある。かたちが浴槽用と同じだったせいもあり、使っているうちに塩素の強いニオイで気がついたというわけだ。

このミスは左利きの人に多いと思う。なぜなら左手でスプレー洗剤を持つと裏の注意書きしか見えないので、パッと見ただけでは何の洗剤かわからないのだ。ボトルの形や色などが似ているものだと間違えやすくなる。とくに劇薬のような洗剤は、裏面にも目立つように商品名を書いてほしいと思う。

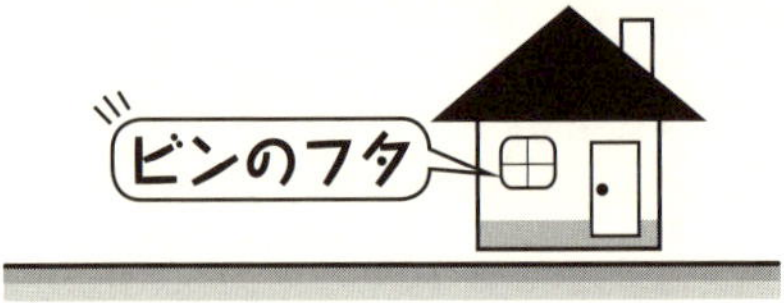

左利きのメリット発見！
ビンのフタは
左手の方が開けやすい！

質問！　ジャムなどの「ビンのフタ」を開けるのが得意で、よく頼まれるという人はいるだろうか？　その人は、体力があるからというよりも、左手のチカラが強いからなのかもしれない。

ジャムのビンなどは、スプーンで中身をすくいやすいように、口が大きくなっている。これがクセモノだ。たまにホントに食べさせる気はあるのかと思わせるような固いフタがある。そんなときは左利きにお任せあれ！

ビンのフタを開けるときは反時計回りになっているので、手首の関節の構造上、左手で回転させるのが一番効果的にチカラが入るのだ。

さらに左手でビンのフタを開けるときは、回転方向に親指を押し出すようになるので、ひっかかりやすくチカラが入れやすい。だから左手の方が固いフタでも開けやすいということになる。たまには良いこともないとね！

しかし、左利きなのにフタを開けるのが苦手という人は…、それは単にチカラが不足しているだけだろう。

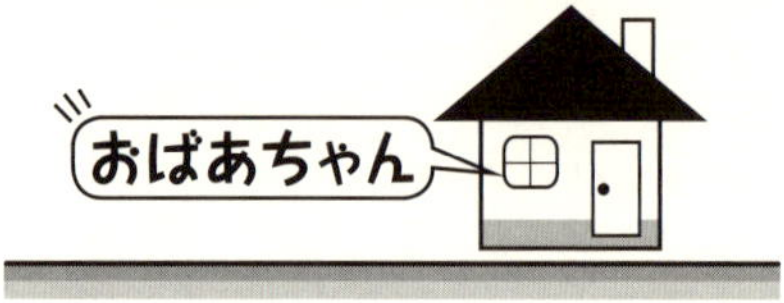

おばあちゃんに
左利きが少ないのは、
厳しい時代の
せいだったのだ。

いまだに見たことがないのは、左手でごはんを食べている「おばあちゃん」だ。人口の10％と言われる左利きの割合はどこでも共通のはずなので、昔の女性だけいないはずはない。これにはなにかある。

以前、不動産の売買契約をする際に、売主のおばあちゃんと同席したことがある。私が左手でハンコを押しているのを見たそのおばあちゃんは、「私も左利きでねえ。どうもハンコは苦手なのよ」と言った。でもサインは右手で書いていた。しかもその人は三味線の先生でもある。三味線はカタが決まっているので、左利きだからといってギターのように左に持ちかえたりはしない。

高齢で、とくに女性の場合、左利きは現在よりはるかに厳しい環境だったという。学校の授業では、左手でエンピツを持つとものさしでたたかれたり、家でも左手をお茶碗にくくりつけて食べさせられたり。

昔は、左利きは行儀が悪いとされ、左利きのままだとしつけがなってないということになった。しつけがなってないと嫁に行くときに障害になる。

とくに右にならえの風潮が強かった時代なので、団体行動の中でひとりだけ乱す人がいるのは許されなかったのだろう。個性よりも効率や規律が重んじられた頃だ。そのおばあちゃんも子供の頃は苦労して右手を使う練習をしていたのかもしれない。

左利きのおばあちゃんを見たことがないのは、ほとんどすべての左利きの女性が、とくに書字と箸に関しては徹底的に右手使いに変えさせられていたのが原因だ。そして自分が左利きであるということは、恥ずかしいこととしてなるべく隠していたに違いない。無理な持ちかえは障害をきたすこともあるが、それが明らかになったのは近年になってからである。

日本のおばあちゃんたちの何パーセントかは、そんなことでも人知れず苦労してきたのだろう。ちなみに契約をしたその人は、とてもオシャレで品のいい、ときどきジョークも言ったりするおばあちゃんである。昔はハイカラさんだったのかもしれない。

第2章

SCHOOL

共同生活を行う学校でも左利きはときどき困っています！

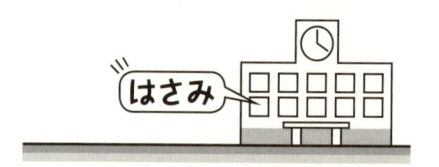

言わずと知れた、
左利き泣かせグッズの
代名詞！

ものごころついて、左利きの人が最初にぶつかるカベは「はさみ」ではないだろうか。食事の持ち手やボール投げなどは、他の人との違いを認識する程度だが、初めてはさみを使って何かを切ろうとしたときの戸惑いは、大人になった今でも覚えている。

小学校で図工の授業中。画用紙を切ろうとしていたのだが、これがなかなか難しい。とにかく切れないのだ。

それもそのはずで、左手にはさみを持って一生懸命動かしていたのである。力を込めて切るたびに指が痛かったのを思い出す。だから、はさみというものは切りにくい道具なのだと、子供の頃はずっと思っていた。

いまでは左利き用のはさみなども売っている。左手で使ってみたのだが、最初はとても使いにくかった。というのも、右手用のはさみを左手で使うのに慣れてしまっていて、独自の持ち方をしていたからである。そのうち慣れると、こんなに切りやすいものかと、今さらながら感動を覚えたものだ。

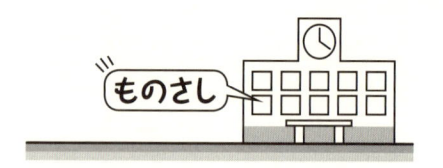

左利きは線をひくときに、ものさしと電卓を使う。

「ものさし」の使い方にはいろいろある。直線をひく、寸法を測る、紙を切る、手が届かないすき間を探る、背中を掻くなど。その中で左利きが苦手なのは、線をひくことなのである。

ものさしの目盛りを見てみると、左はじが0になっていて、右方向に1、2、3と目盛りが増えていくようになっている。

たとえば、10センチの直線をひく場合、右手だと目盛りの0から10までをひくだけで済む。これを左手でやろうとすると、10の目盛りから0までひくことになる。つまり頭のなかでマイナス計算をしなければならないのだ。

切りの良い数値ならそれほど苦労はしないが、もっと細かい23・4センチのような線をひく場合などは困ってしまう。すぐに計算しづらいときは、電卓で計算してから線をひくこともあるのだ。

だから学校の授業で、左利きの子がすこし遅れていたとしても、それなりの理由があることを解かってほしい。

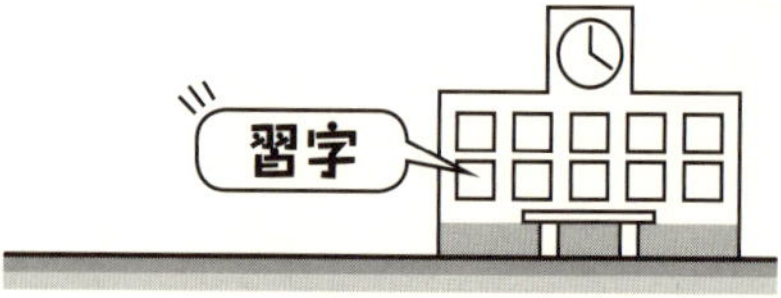

学校の授業で
左利き泣かせの筆頭は、
習字の時間である。

他のことなら、左手でもなんとかできたりするが、「習字」だけは右手で書くのが決まりになっている。日本語の文字の構造上、どうしても左手で書くのはダメらしいのだ。左利きには何とも悩ましい授業なのである。

習字の授業では、必ず誰かがおこられていた。筆は右手に持ちなさい、と。クラスにはたいてい数人の左利きの生徒がいる。字を左手でしか書いたことがない子もいるのだ。その子にとって、右手で文字を書くというのは、それはもう初体験なのである。書くことすら難しいのに、上手に書くなどはとうていできないと、小学生の頃に言えなかったことを声を大にしてここで言いたい。

いまでは左利きの子への配慮が多少はされていると聞くが、利き手を無視して右へならえを強いるのはやはりおかしいだろう。それで文字の上手下手を判断されて、成績に反映されていくのは、いかがなものか。

まわりができるのに自分だけができないという経験は、大人になってもトラウマになっている人が多いのだ。習字はその筆頭と言えるだろう。

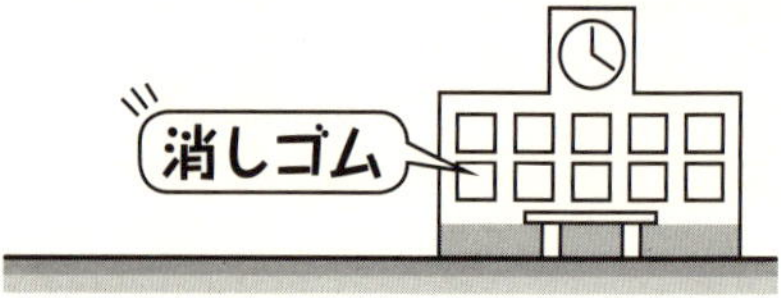

テスト中、左利きの人は
妙に静かだったりする。

左利きの中でも、文字を書くのだけは右手という人は多い。これは右で書くように練習をしたためだが、ここでの主役はこの右手書きの左利きだ。

さて、「消しゴム」の話。たとえば学生時代のテストの時間。どちらの手で消しゴムを使っていただろうか？　シーンと静まった教室で、ときどきカタンカタンと音がする。これはシャープペンが机の上に倒れる音だ。消しゴムを使うときにシャープペンと持ちかえる際の音である。この音は気になりだすと、とっても耳につく。

その点、右手書きの左利きは静かなものだ。書き手は右だが、消しゴムは左手を使うことができるのである。ある程度の力と繊細さが必要な消しゴム作業は、やはり利き手の方がやりやすい。つまりテスト中は右手でシャープペンを持って書き、間違えると左手で持っている消しゴムで消すのだ。効率的で静音である。書き手を右手使いに変えた人だけの特権と言えるだろう。

ただし、これでテストの点が良くなったという話もない。

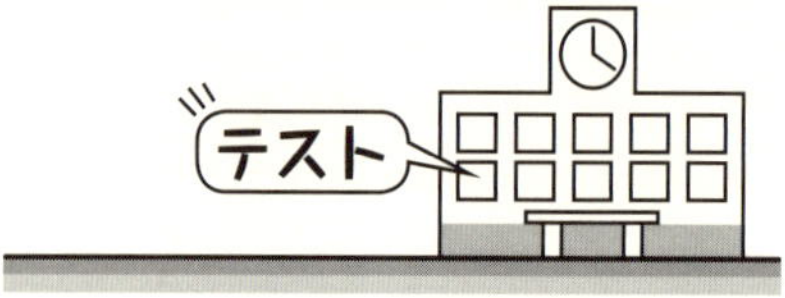

左利きにとって、
テストは別の意味で
苦手なのだ。

そもそも「テスト」の回答欄をまとめるというのは、あとで先生が採点するのに楽だからというのが大きな理由だろう。そしてその回答欄は、たいてい用紙の右側になっている。それが問題なのだ。

回答欄が右側にあるのは、右手で書く人にとってはごく普通に記入できる。だが、それを左手で書こうとするとかなり不都合なことになる。解答を書きながら、問題をもう一度確認しようと思ったときには、一度書き手を持ち上げて見なければならない。問題文が手で隠れているからだ。

一方、右手で書く場合は、書いている最中でも問題文を見ることができるのでスムーズなのだ。そのちょっとの間がテストを終えるころには大きな差となってくる。かといって解答欄を移動するとまた別の問題がでるだろう。

このように多数決の論理で我慢しなければならないのは、ほとんどの場合、左利きの人になる。よってテストは左利きには不利だと言えるだろう。

ただそれをテストの不出来の理由にしてはいけないけどね。

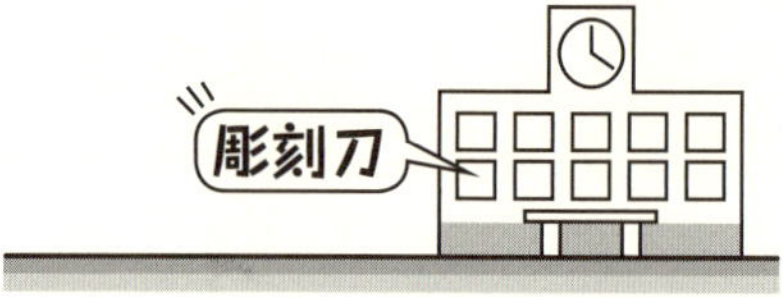

左利きは彫刻刀で
けがをしやすいので
気をつけよう。

図工の時間、「彫刻刀」を使って何かを彫った経験は誰しもあるだろう。ただその彫刻刀も、使う手が変わると、危ないことになるのだ。

学校の授業で使う彫刻刀は、5本セットになっているものが多い。そのなかで、1本だけ左右対称でないものがある。「切出し刀」と呼ばれるもので、カッターナイフのように刃先が斜めになっているのだ。

この刀には右利き用と左利き用があるのだが、それを知らないで買ってしまうとけがをするかもしれないので十分に気をつけよう。切出し刀は、自分の利き手用のものなら使いやすいが、逆のものを使うと思うように切れずに、刃先がすべってけがをしやすくなる。

とくに左利きの子は、自分のを忘れたからといって、他の右利きの子から借りたりするのは絶対にやめよう。

私自身、彫刻刀に左利き用があるのを知ったのは、すっかり大人になってからだった。今となっては、左用切出し刀の切れ味がわからない。

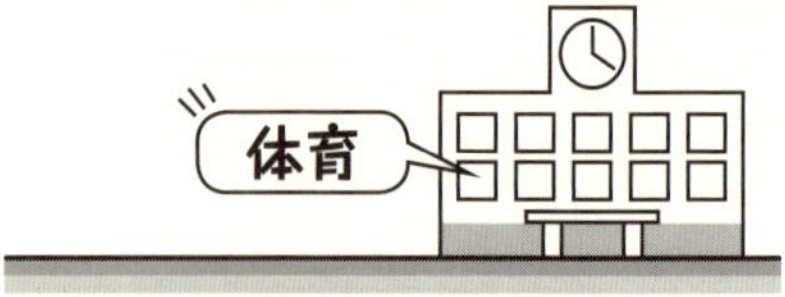

利き手や利き足が
どっちなのかは、
体育の授業ですぐわかる。

学校の「体育」ではじつにさまざまな運動やスポーツをやらせてくれる。それは子供にとっても大きな経験だ。ただし、左利きの子にとっては、あまりうれしくない授業もあった。

まず、走り高跳び。これは踏み切る足によって、助走する位置が変わってくる。左利きは、みんなと正反対のところから助走しなければならない。ひとり別のところでポツンと順番待ちをしていると、ときどき忘れられたりする。

次に、ラケットを使うスポーツ。みんなが先生に合わせてスイングの練習をしているとき、ひとり距離をおいて逆の手でスイングをしている。誰も左スイングの見本を見せてくれないので、結果自己流になりやすい。

そして、ボールを使うスポーツ。このとき初めて、左利きだった子が判明することがあるが、それでハンデを感じることはほとんどない。

まわりの人と足並みをそろえるように、自分で微調整してしまうのが、左利きの特性でもある。体育は、まわりの人との違いを認識できる場なのだ。

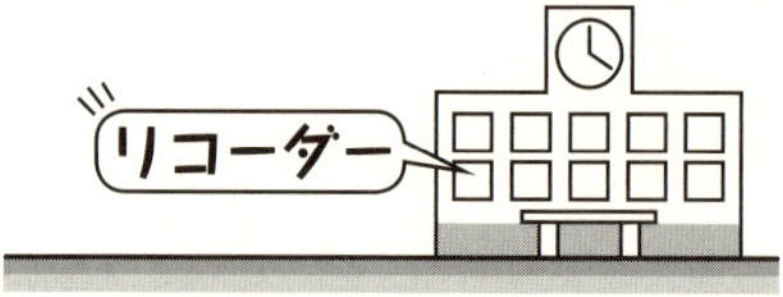

左利きの小学生諸君、
リコーダーが
うまく吹けなくても
落ち込まなくて
いいんだよ！

「リコーダー」は、楽器というより教材に近いものだ。だから小学生はみんな持っている。みんな持っているから差が見えてしまうのだ。

私はリコーダーがキライだった。キライな一番の理由は、上手に吹けなかったことだ。とくにすべての穴を押さえるときの音「ド」が、どうしてもかすれてしまうのだ。オレってヘタなんだと思っていた、ずっと。

でも今考えるとそれは利き手のせいだったのかもしれない。リコーダーの指づかいは決まっている。左手と右手にはそれぞれの役割がある。これを逆の手でやろうとしても、穴の配置の関係上できない。

とくに右手の小指を使う穴（一番下の小さい穴）がとってもやっかいなのだ。利き手でないほうの小指を思いどおりに動かすのは、足の指でティッシュをとるくらい難しいと私は思っている。だから音がうまく出せない。しかもそれは最初の音である「ド」なのだ。最初の音につまずくと、そこから先に進みにくくなってしまう。左利きはリコーダーが苦手だと思うがいかに。

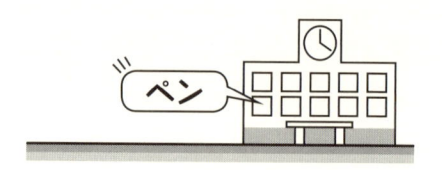

使うのに
何の支障もないのだが、
一言だけ言わせてくれ!

はさみが左利きには使いにくいことは知られているが、「ペン」が右利き用に作られていることはあまり知られていないようだ。

ためしに手元にあるペンやエンピツをじっくりと見てほしい。そこに書いてある文字（社名やブランド名など）は右手で持つと正しく読めるが、左手で持つと逆さまになるはずだ。つまりペンは右利き主体でデザインされていると言えるだろう。

またひとつの理由としては、左手で持ったときに正しく文字が読めるようにすると、ペンの後部に文字の先頭がくることになり、デザイン的な違和感があるからという意見もある。

はっきり言って印字が逆に見えようが、字を書くのには何の支障もない。それに左右別々に作ったり売ったりするのが無駄なこともわかっている。そこまでひねくれた主張をする気はないが、とりあえず現状はこうなんだよと、ここで知っていただければそれで満足である。

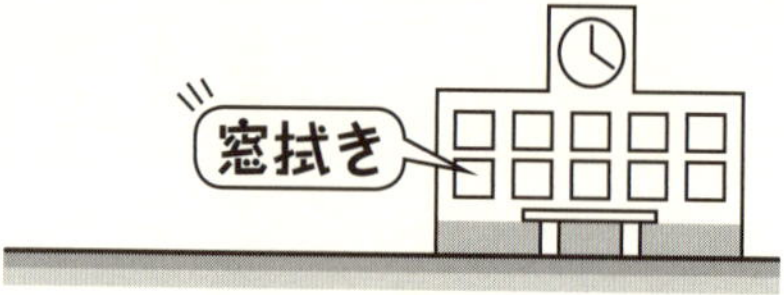

小学校の大掃除で、
左手で掃除をしていたら、
まじめにやれと怒られた。
なんで？

教室の外で「窓拭き」をしていたら、先生がやってきて、「もっとまじめにやれ！」と怒られた。他の子たちと同じようにやっていたつもりだったのに、なんで自分だけ怒られるの？　その理由は左利きだったからだ。

左手で一生懸命に窓拭きをしていたのだが、その姿は、先生から見たら手を抜いているように見えたらしい。右手で窓を拭いている子たちと比べて、違和感があったのだろう。でも怒られた当人はその理由もわからず、なんだか気分が悪かった。左利きにはそんなエピソードがいくつもあるのだ。

また、ぞうきんの絞り方でも注意されたことがある。ねじる方向が逆だから使いにくいと言われたのだ。たしかに他の子たちとは逆になっていたが、それが一番力の入る絞り方だった。言われてためしにいつもと逆に絞ろうとしたのだが、全然ダメだった思い出がある。

左利きも懸命に働いていることを、もっと理解してほしいなあ。

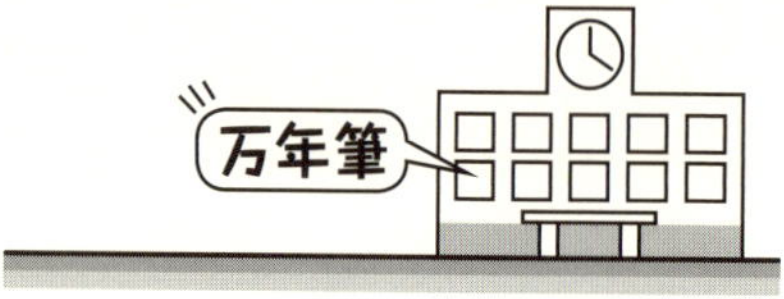

高級な万年筆は
書きにくいぞ、
左手で書こうとすると。

安物の「万年筆」ならどちらの手で書こうと大差はない。ところがなまじ高級な万年筆になってくると、左手ではむしろ書きにくくなっている。

その違いはペン先である。安物の万年筆はペン先が左右対称になっているが、ちょっと高価なものになると、ペン先が左右対称ではないのだ。通常の高価な万年筆は、ペン先の左側にボールペンの球状のような突起がある。これは右手で使う場合、ペン先が紙に引っかからないようにするためで、この突起によってなめらかに書くことができるのだ。

だから、なまじ高価な万年筆を左手で使ってしまうと、かえって書きにくくて「あれ、こんなはずでは?」ということになる。気を付けよう。

また、贈り物をするときにも、奮発して高価な万年筆を選ぶのはいいのだが、相手の利き手を確認してから買ったほうがいいだろう。ちなみに左利き用の高級万年筆も売っている。

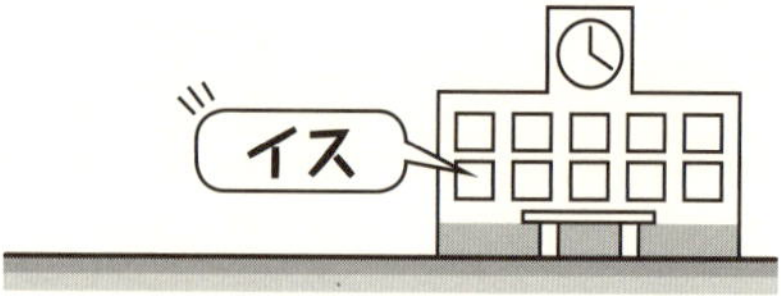

アーム型の
小さなテーブル付きの
イスには座りたくない。

洋画の学校のシーンでよく見かけるが、イスに小さなテーブルが付いているものがある。そしてそのテーブルはたいてい右側に付けられている。

この「テーブル付きイス」は、日本ではあまり見かけないが、アメリカなどでは実際に使われているそうだ。ちなみにそのイスを販売している海外のサイトを見てみると、やはり右側にテーブルが付いた写真ばかりだったが、小さな文字でレフトハンドバージョン（左利き仕様）もあります、と書かれていた。もちろん左利き用の写真はない。やはり海外でも左利きの数は少ないようだ。

たしかに写真ではテーブルが右よりになっているので、左利きの人はまず使えないと思われる。そんな右利き用のテーブル付きイスが学校の教室にあったら、左利きの人はゾッとするだろう。

ただしアメリカ在住の私の知人によると、ある大学の教室では25脚中3脚が左利き仕様だったそうだ。おそらく左利き用のイスがどこかにしまってあって、左利きの生徒が来るときに出して使うのではないだろうか。

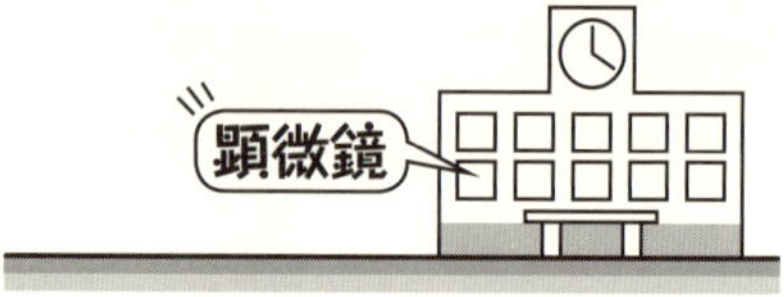

微妙なピント調整をするには、
やはり利き手じゃないと難しい。

「顕微鏡」のピント調節のつまみは右側についている。つまり右手でしか使えないようになっているので、これをムリに左手でやるのは不可能と言ってもいいだろう。

顕微鏡のピント調節はとても微妙で、繊細な操作を必要とする。利き手でないとむずかしいのだ。うっかりプレパラートを割ってしまうのも、操作ミスからである。いまでこそ、左利きでも使いやすいなどの宣伝文句で売っている商品もあるが、昔の学校で使っていた顕微鏡は当然のごとく右利き専用だった。

ただひとつだけ左利きにメリットがある。顕微鏡を覗きながら写生をする場合だ。微生物などをノートに描き写したことがあるだろう。学校の顕微鏡はガタがきているものも多いので、手を離すと自然にピントがずれたりする。また、覗くときにレンズに頭が触れてしまってピントがずれることも多い。

その点、左手書きの子は、右手でつまみをおさえながら、左手でペンを持って描くことができる。こういうときは、とても便利なのだ。

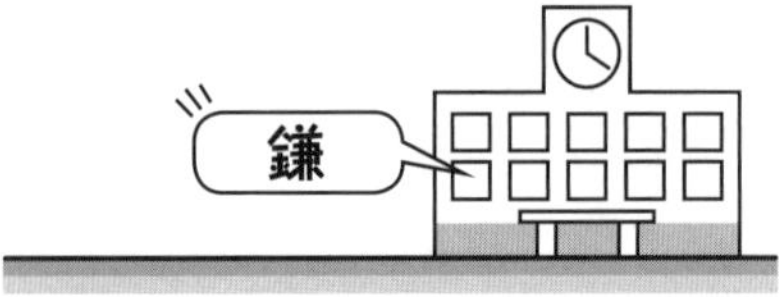

はさみはなんとかなるが、
鎌《かま》だけは
どうしてもムリだった。

小学生の頃、クラスで稲刈りをしたことがある。自由研究の一環で、稲を作っていたのだ。

そのときわかったことは、「鎌」は左手では使えないということだった。

稲刈りは、一人一株ずつ交代で刈ることにした。稲を片手でつかんで、もう片方の手で鎌を持ちザクッと手前に刈り取る。最初の子は要領がわからず少し手こずっていたが、それを見ている後の子たちはコツをのみこみ、だんだんうまくなっていった。女の子でもスパッと切れるようになってうれしそうだ。子どもながらに仕事をしたという充実感があったのかもしれない。

さて私の番が来た。左手に鎌を持って、ザクッとやると、「……あれ？」全然切れない。よく見ると刃が上を向いていて、子どもながらにこれでは切れそうにないなと感じた。それでも強引にガシガシと何度も切った。結局、切れたのだが、僕の稲だけなんだか汚くなってしまった。自分だけ仕事がうまくできなかったという思いで、ちょっと落ち込んだ。鎌は左利きではムリだった。

左利きの海外有名人リスト

アレクサンダー大王（マケドニアの征服者）
ナポレオン・ボナパルト（フランス皇帝）
レオナルド・ダ・ビンチ（イタリアの芸術家、科学者）
パブロ・ピカソ（スペインの画家）
ミケランジェロ（イタリアの画家、彫刻家）
ジュリアス・シーザー（ローマの将軍）
トーマス・エジソン（アメリカの発明家）
ベートーベン（ドイツの作曲家）
ジェラルド・フォード（38代アメリカ大統領）
ロナルド・レーガン（40代アメリカ大統領）
ジョージ・ブッシュ（41代アメリカ大統領）
ビル・クリントン（42代アメリカ大統領）
バラック・オバマ（44代アメリカ大統領）
マーク・トウェイン（アメリカの作家）
リンゴ・スター（ミュージシャン）
ボブ・ディラン（ミュージシャン）
ポール・マッカートニー（ミュージシャン）
ジミー・ヘンドリックス（ミュージシャン）
チャーリー・チャップリン（映画監督・俳優）
マリリン・モンロー（俳優）
スティーブ・マックイーン（俳優）
ブルース・ウイルス（俳優）
トム・クルーズ（俳優）
ロバート・デ・ニーロ（俳優）
アンジェリーナ・ジョリー（俳優）
ジュリア・ロバーツ（俳優）
ニコール・キッドマン（俳優）
ビル・ゲイツ（マイクロソフト創設者）
他、多数

第3章

TOWN

街にもあちこちあるんです！
左利きが苦手なものが！

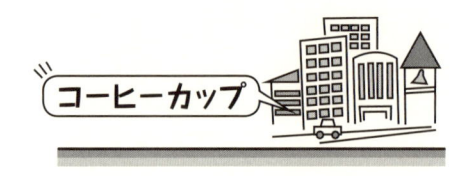

コーヒーカップってさあ、
右利き用が多いんだよね。

べつに「コーヒーカップ」でもマグカップでもよいのだが、持ち手のついているカップのほとんどが右利き用だということにお気づきだろうか。

絵柄や模様が描いてあるコーヒーカップをよ～く観察してみてほしい。右手で持つと絵柄を楽しみながら飲めるが、反対に左手で持つと何も描かれていないことが多い。カップの内側にデザインされているものもあるが、これも右手で持ったときに絵が見えるようになっている。

たとえば、かわいいクマの絵が描かれていたとすると、右手で持つとクマの正面が見えるが、左手で持つとクマのうしろ姿だったりする。

これは明らかに、右利きメインに作られていると言えるだろう。

別に絵柄が見えなくても飲み物の味は同じでしょ、という意見もある。確かにそのとおりだ。しかし左手でカップを持つことの多い私にとっては、それは少しばかりサビシイ。喫茶店で同じ料金を払っているのに、左利きは絵柄を楽しみながら飲めないのだ！　ふう～、でも言ったらちょっとスッキリした。

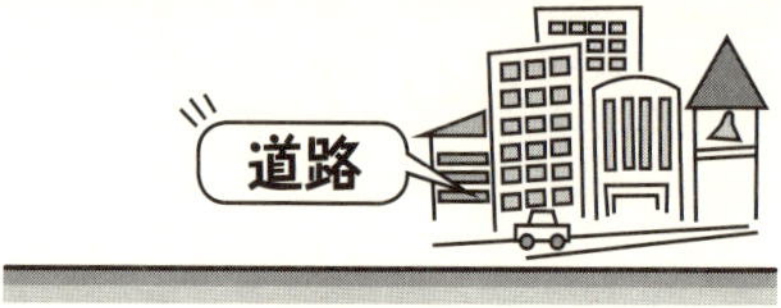

国によって違う
右側通行と左側通行には、
利き手が関係している。

「道路」は国によって左側通行と右側通行がある。クルマの場合、アメリカは右側通行で、日本やイギリスは左側通行である。これらは一見、国家の方針のように思えるが、もとをたどれば、利き手に関係しているのをご存知だろうか？

日本の歴史をさかのぼると、武士の社会では刀を腰にさしていた。基本的に抜刀するのは右手なので、長い刀は左腰にさすのが通常だった。刀は武士の魂である。歩いているときに相手と刀同士がぶつかるのは、とんでもなく無礼なことだったのだ。そこで道ですれ違うときは、自然に左側通行になったというのが、日本の車道の由来だという。イギリスも、剣を腰にさしていた時代に通行路が固まったものといわれている。

ではアメリカはというと、日本やイギリスなどと比べても歴史が浅く、建国が始まったころにはすでにけん銃が一般化していた。右利きがけん銃を腰にさげるのは当然右側になる。すれ違うときはけん銃がぶつからないように、右側通行になったのだ。諸説あるようだが、利き手に関連しているのがおもしろい。

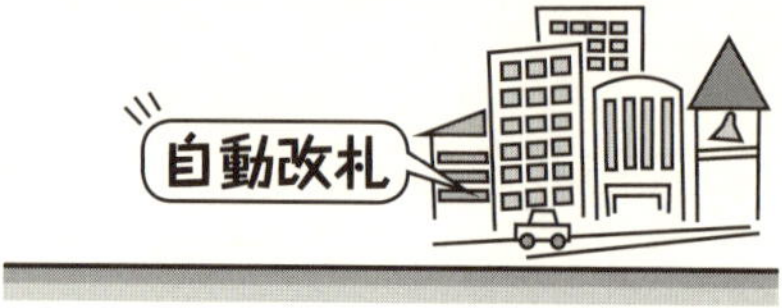

駅の自動改札で
切符を落としている人の多くは、
左利きである。

駅の「自動改札」の前でまごまごしている人や、切符を落としている人のほとんどが、左利きではないだろうか。ＩＣカード式の改札も増えているが、左利きの不便さを語るうえで、自動改札は外せない。

手を使う動作のなかで、ものを入れたり差し込んだりするのはもっぱら利き手が担当している。コインを投入口に入れるのも逆の手を使うと思いのほかやりづらいものだ。

ましてや小さくてペラペラの紙切れを、歩きながら穴に正確に挿入するなどという動作は、利き手でなければ容易に成せるワザではないのだ。

ご存知のとおり、駅の自動改札は右側にのみ挿入口があり、左手を使おうとすると腕がカラダの前をクロスすることになり、かなり不自然な格好をさせられる。だから切符を落としやすくなるのだ。

左利きにとって不便を感じるのは、切符よりもむしろ定期券かもしれない。

かつて、定期券は改札を抜けるときに駅員に見せるだけでよかった。もちろん左手で見せようが関係ない。これはとってもラクだった。

ところが自動改札になってからは、パスケースから定期券を抜き出し、正確に穴に挿入しなければならなくなった。左利きの人は、自動改札のかなり前方から準備して、おそらく右利きの人の何倍も集中して挿入口をねらっている。自動改札は、左利きにとっては非常に大きな関門だったのだ。

さらに自動改札は一度入れた切符や定期券を再び受け取らなければならない。これがまたやっかいなのだ。入れそこなった記憶も多いが、取りそこなったことも同じくらいある。

朝のラッシュ時などで切符を落とすと改札はすぐに渋滞してしまう。自分のせいで人の流れを止めてしまうと罪悪感を感じる。

左利きの人は無意識下にストレスや罪の意識を感じていることが多いのだ。

そんな中で、スイカ（Ｓｕｉｃａ）やパスモ（Ｐａｓｍｏ）などのＩＣカードはとても便利である。カードをセンサーにタッチさせるだけで改札が通れるのだ。これによって、切符を入れる作業と受け取る作業がなくなった。

タッチセンサーはあいかわらず右側だけなので、タッチする手もクロスするのだが、以前に比べてはるかに落とすことがなくなった。左利きにとっては近年まれに見る公共施設の快挙と言えるだろう。まさにグッドジョブである！

さらに贅沢を言わせてもらえば、高速道路のＥＴＣのように、持っているだけでセンサーが働き改札を通過できるシステムを切に望む！

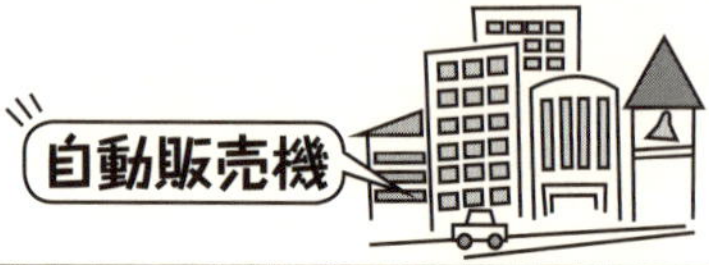

左利きの人は、
右利きに比べて
手首がやわらかい!
(に違いない!)

突然だが、左利きの人と右利きの人の利き手を比べたとき、左利きの手首のほうがやわらかいと思う。そしてそれは「自動販売機」の普及率と正比例しているというのが私の持論だ。

一般に、ほとんどの自動販売機のコイン挿入口は、正面から見て右寄りになっている。もちろん右手でコインを入れやすいようにだ。すなわち左手ではとっても入れにくいのである。

あなたはコインを挿入口に入れるときに、どちらの手を使うだろうか。ためしにいつもと逆の手でコインを入れてみてほしい。想像以上にやりにくいことがわかるだろう。なので、左利きの人はいつも身体を斜めにしながら、手首をねじ曲げて右側にある挿入口にコインを入れている。世の中に自動販売機が増えるたびに、左利きの手首はどんどん鍛えられていくのだ。

ちなみに販売機の下に落ちているコインのほとんどは、そんな左利きの人が入れ損なって落としたものだと私はにらんでいる。

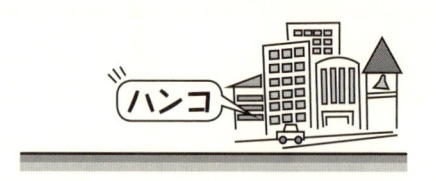

左利きは
ハンコを押すのが
苦手である。

じゃあここに「ハンコ」をお願いします。何かを新しく契約したり更新したりすると、必ずハンコを押すという行為がついてくる。そこで左利きの人はいつも、そんなに気軽に押させるなよと苦い思いをしているのだ。

なぜって、左利きにとってハンコを押すのは、少々面倒なことだからだ。ハンコを押す場所は、ほとんどが書類の右側にある。とくに銀行などでは、ご丁寧に朱肉も右側に用意されている。

まず、ハンコを持った左手を右方向に伸ばして朱肉をつける。そして書類の上を左手がクロスするカタチで慎重にハンコを押す。押す位置が左手で隠れて見えないので、ある程度カンになる。すると、枠からはみ出す、かたむく、かすれる、あまりヒドイと初めから書き直しになったりもする。

しかも、おそらく左手でハンコを押している姿は、とてもぎこちなく見えるのだろう。銀行の人に「こちらで押しましょうか?」とよく言われてしまう。

そんなわけで、左利きにとっては、ハンコ押しがとっても苦手なのだ。

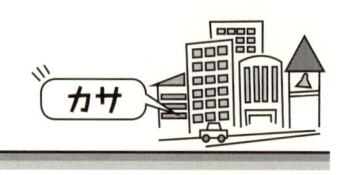

なんと！
カサにも利き手の左右差があるんだって、知ってた？

雨の日の電車では、みんな「カサ」を巻いて留め具をして乗っている。そうしないとまわりの人や自分の足が濡れてしまうからだ。

そして高級そうなカサも、ビニールガサも、折りたたみカサも、みんな巻く方向が同じにできている。なぜか反時計回りに巻くように統一されているのだ。それが左利きの人に対して、微妙に影響することになる。

まず、カサを巻くときの動きを分解してみよう。

1）カサの柄を持って回す。
2）カサのヒダヒダ部分を押さえる。
3）留め具をかける。

そしてそれらを右手と左手に分担してみると…

右利きの場合、右手で柄を持ち、左手でヒダを押さえて、留め具を右手でかけるようにしている。実に自然な動作だ。

一方、左利きの場合はというと、右手で柄を持ち、左手でヒダを押さえるところまでは一緒だが、留め具を左手でかけている。

おそらく左利きの人は幼い頃からやっているので、この作業にそれほど違和感はないだろう。しかし、最後のところ、左手でカサの巻いた部分を押さえながら、左指で器用に留め具をかけるのは、少々ムリがある動作と言える。

ためしに意識してやってみてほしい。

カサの留め具は、小さいうえに、ボタンの穴を通したり、カチッとはめるようになっていたりと、細かい作業になるので、どうしても利き手を使うことになるのだ。

と、ここで疑問がわいてくる。

なぜ、左利きの人はカサの柄を持って回す動作を左手でしないのだろうか？

そしてカサのヒダを右手で押さえないのか？

そうすれば、スムーズな動作で留め具を利き手でできるのに？

そう、カサにはもうひとつポイントがあったのだ。それは回す方向である。カサを巻くときは、柄の部分を時計回りに回して行う。時計回りに回す動作は、手首の構造上、右手のほうがやりやすくなっている（↓164P　ぜんまいの項参照）。カサ自体の巻く方向が決まっている以上、左利きでも右手を使わざるを得ないのだ。

つまり、一番大きな動作であるカサを回すことと、細かい動作である留め具をかける作業は右手でやってくださいよ。左手は単にカサのヒダを押さえているだけでいいですから、とカサを開発した人は考えたに違いない。

おそらくカサを巻く動作は身体が覚えてしまっていて、左利きの人でもやりにくいと感じている人は少ないだろう。しかし明らかに、カサは右利きに有利にできていると言えるのだ。

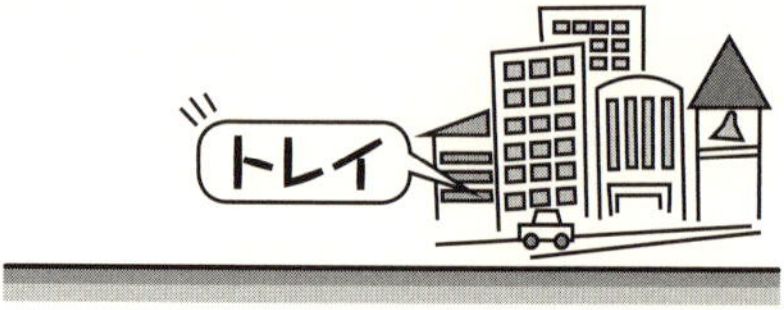

飲み物を置く位置は、なぜか右側になっている。

新幹線に乗ってコーヒーを注文した。座席の「トレイ」を広げてそこに熱いコーヒーを置こうとしたのだが、あれ？　なんだか置きにくいぞ。

新幹線のトレイには、飲み物を置くためのくぼみがある。一度、くぼみのないところへコーヒーを置いたら、発車するときに少しカップが滑ったので、あわててくぼみに置いたことがある。

ただ、そのくぼみはトレイの右上の位置にあるのだ。左手で飲み物を持っていると、ちょっとそこには置きにくい。これも右利きの人が使いやすいように作られていたのである。

新幹線のように、ある意味で公共の乗り物や施設などは、もう少し左手を使う人への配慮があってもいいと思う。それは左利きということだけでなく、右手をけがして左手しか使えない人にも便利なように考えることである。

なんでも右よりにしておけばいいという安易な判断は、そろそろやめにしませんか？

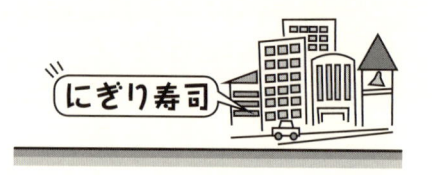

美しく並べられた姿には、大きな意味があったのだ。

オケのなかに整然と並ぶ「にぎり寿司」の姿は、いつみても美しい。日本が誇る食の芸術と言ってもいいだろう。

まずは箸を使って右手で食べてみる。次に右手で直接食べてみる。うむ、ウマイ！　そのあと今度は左手を使って同様に食べてみた。すると、気づいたことがある。右手ではそのまま食べられるのだが、左手では、一度寿司の向きを変えてからつまんでいたのだ。これは寿司の並べかたの問題である。

寿司は左ナナメ上に向いて並んでいるのだ。カウンターで握ってもらっても同様である。つまり寿司は右手でつかみやすいように伝統的に左ナナメ上向きに並べるのだ。というわけで、にぎり寿司は右利き用になっている。

さらにもう一つ試してみたことがある。オケの中の寿司をすべて右ナナメ上向きに置きなおしてみたのだ。当然、左手で食べやすくなる。しかし、見た目がどうしても変なのだ。落ち着かないし違和感がある。やはり伝統には何かしらの意味があるのだとあらためて感じた。

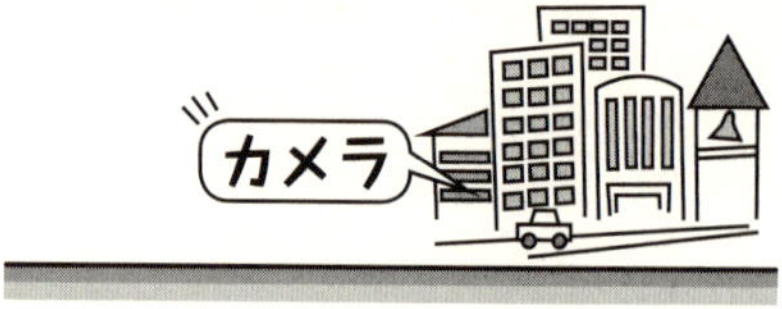

できれば左手で
シャッターを押したいんだよね。

フィルムからデジタルへ変わった「カメラ」は、とくに旧来のデザインにこだわる必要はないと思うのだが、基本は変わっていない。手に持って撮影するにはちょうどいい形状なのだろう。とくに右手で持つ場合には！

カメラのシャッターは右側についている。右手の人差し指で押すようにできてきるのだ。これはもう左指でなんとかできる位置じゃないので、左利きだろうと右手で撮るしかない。しかもわりと重いものもあるので、それをしっかりと支える腕力も必要になってくる。

その意味でも左利きが写真を撮ろうとすると、写真がブレてしまいがちになる。右手では重いカメラを固定しにくいし、その重さを支えながらシャッターを切るのは難しいことなのだ。

そろそろ左右の手で撮れるカメラが開発されてもいいのではと思っている。

ということで、カメラは右利き用にできていると言えるだろう。

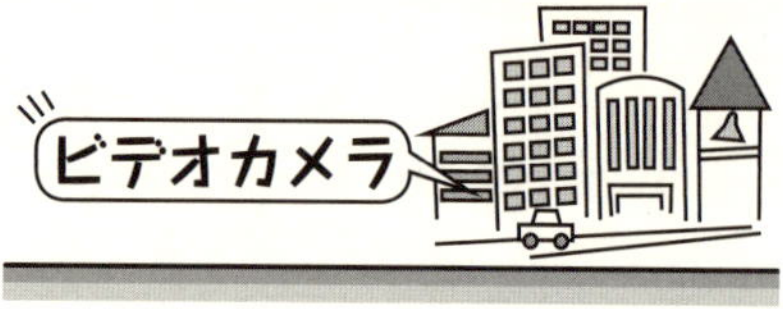

ここまで右手重視の
商品も他にないだろう。

カメラもそうだが「ビデオカメラ」も右利き主体の商品だ。これはもう左利きに不利とか左手で使うかもしれないなどとは微塵《みじん》も考えていない。

ビデオカメラの操作は、右手で構えて、右手でスタート&ストップのボタンを操作し、右手でズームも行う。グリップ（握る部分）も、手に固定してガードするベルトも右手専用だ。すべて右手で扱うようにできているので、もはやビデオカメラを左手で扱うことは不可能である。

さらに左側には液晶モニターが付いていて、昆虫のハネのように左側に開いてしまうと、どうムリをしても左手では握れない。その徹底した右手重視ぶりはむしろあっぱれである。

ただ、一般のカメラでは一度シャッターを押せば終わりだが、ビデオカメラは映し続けなければならない。左利きにとっては慣れない右手で固定しながら写し続ける体勢は少々ツライのだ。まあビデオカメラを使うとなれば、有無を言わさず右手で撮らざるを得ないので、そこは頑張るしかないのだが。

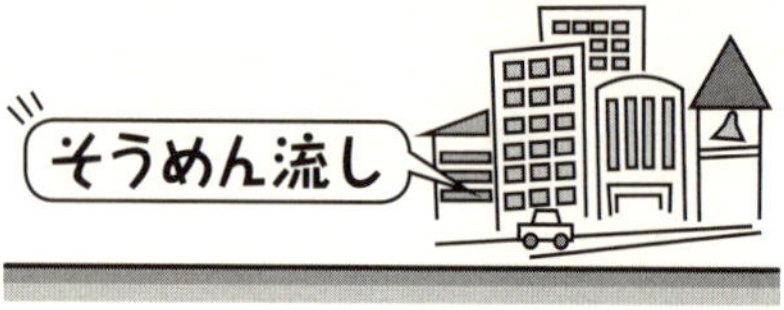

発祥の地で
食べるそうめんは、
つかみづらかった。

鹿児島県には「そうめん流し」発祥の地がある。そこでは竹ざおからそうめんが流れてくるのではなく、丸い大きなタライのようなかたちの、水が流れるテーブルで食べるのだ。

最初に見たときは想像とまったく違ったので驚いた。円テーブルの中心に、流れるプールのように水がぐるぐる回っている。そこにそうめんを流してから箸で取って食べるのだ。でも味は絶品である。

問題はそのテーブルだ。テーブルの水は、反時計回りに流れている。自分の目の前を左から右に流れているということだ。つまり右手で箸を使うと流れに逆らうことになるので、そうめんがひっかかりやすく食べやすい。逆に左利きだと水流を追いかけることになるので、なかなかつかめないのだ。食べるスピードも遅くなる。

ということで、そうめん流しは左利きには不利なのである。

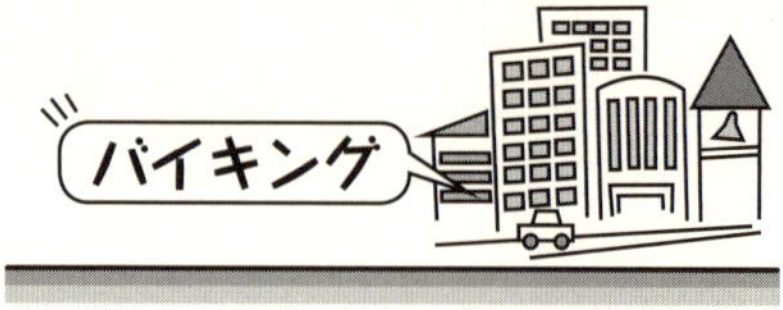

高級ホテルでバイキング!
でもひとつだけ
左手で使いにくいものがある。

「バイキング」で、いくらおいしくてサービスが良くても、これがあるだけでがっかり。そんな左利きにとって都合の悪い道具があるのだ。

ホテルの経営者のみなさんやレストランの管理職の方々には、とくによく聞いておいてほしい。その左利きが使いにくい道具とは、ズバリ、バイキングなどでよく使われているスープ用のオタマである。

バイキングのスープはたいがい2～3種類あって、それぞれ底の深いずんどうのナベに入っている。ナベが深いのでそれをすくうオタマの取っ手も長くなっている。取っ手が長いのでただでさえ器に注ぎにくいのに、オタマの注ぎ口が片側にしか付いてないことがほとんどなのだ。もちろんその注ぎ口は当然のように右手側である。これは左手だと非常に注ぎにくい。

熱いスープを器に注ぐという作業は、とても神経を使うものなので、できるだけ利き手でやりたいもの。しかもこぼせば火傷をする恐れもある。このオタマしかないところは、左利きの料金を割引にすることを提案したい。

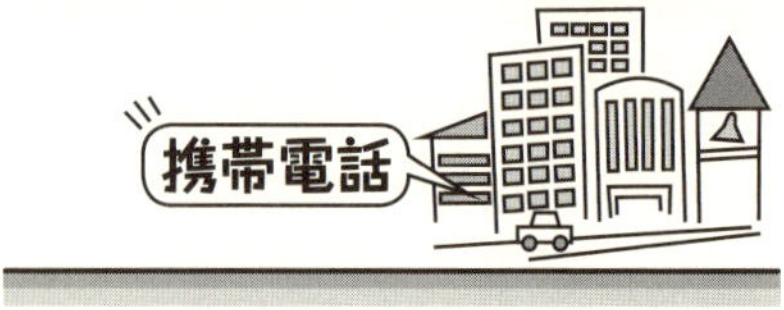

一見すると左右対称だが、そんなことではだまされないゾ！

いまでは「携帯電話」は一番身近な道具のひとつになった。そうなると気になるのは使い勝手である。見た目は左右対称になっているようだが、よく見ると気になるところがチラホラと。

チェックするポイントはサイドである。ご自分の携帯の横側を見てほしい。向かって右サイドには、「メモ」「カメラ」などのボタンが付いていないだろうか？ これはすばやく使うときの便利ボタン的な役割である。携帯は基本的に親指で操作するようにできているので、この便利ボタンは右手で使うのにはとても便利だ。私はこれを左手で操作しようとして、シャッターチャンスを何度逃したことか！ 持ち手と逆なので、とっさにボタンが扱えないのである。

逆サイドの左側も見てみよう。そこにはヘッドホン用のジャックや、電源用の入力口がある。コードを差したまま左手で持つ場合、これはあきらかに使いにくい。というよりまともに使えなくなる。

うまくごまかしたつもりでも、携帯電話は右利きに有利だと言えるだろう。

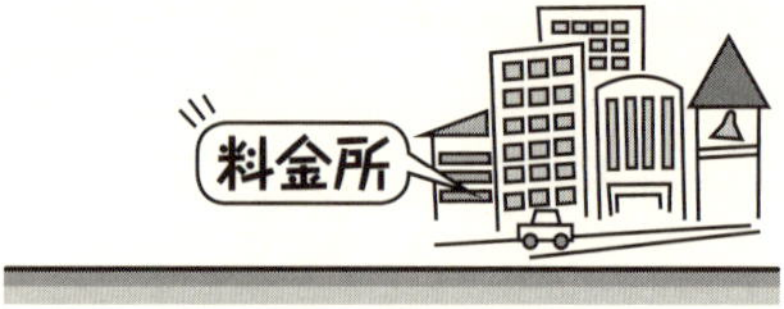

お金を払いたくない
というのもあるけど、
料金所が苦手である。

高速道路の「料金所」や有料パーキングなど、クルマに乗りながらお金を払わなければならない場所がある。左利きにとってそこはとっても苦手としている場所なのだ。

まずは高速道路の料金所。ほとんどの料金所はクルマの右側で清算するようになっているので、輸入車などの左ハンドルの場合はとっても支払いが面倒になる。ただ、ここでは基本的に右ハンドルのクルマで話を進めたい。

右ハンドルのクルマでも支払いがしづらい場合がある。それは運転者が左利きのときだ。お金の出し入れや支払いなどをする場合、ほとんどの人は利き手を使っている。料金所でも左利きの人は、できれば左手を使いたいのだ。

しかしシートベルトをしているのもあって、左手での支払いはほとんどムリだと言えるだろう。すると慣れない右手でお金を扱うことになるので、これまたドキドキなのである。

とにかく右手ではお金を扱うことに慣れていないので、小銭で渡すにも、小銭を受け取るにも緊張してしまう。そしてよく落とす。車内ならまだいいが、車外に落とすと、それを取りに行くのに時間がロスして後続車に迷惑をかけてしまうのだ。高速の料金所は、左利きにとってツライ場所なのである。

次に有料パーキング。一番困るのが、ゲート式で駐車場から出るときに、ゲートの手前で料金を支払うものだ。ゲート式のパーキングは、ほぼ100%右側に支払い機がある。もちろん右ハンドル車に合わせてつくられているので、それ自体はしかたがない。クルマのウインドウを開けて、右手でお金を入れるときが問題なのだ。

自販機などと同じで、利き手ではないほうの手でコインを入れる作業は誰でも苦手である。当然、左利きは右手ではうまくできない。しかしパーキングでは否応なしに右手を使うことが強要される。その右手もやっとこさ届くような位置にあったりする。たとえ右利きだったとしても難しいだろう。

そんなとき、よくコインを落とすのだ。高速の料金所よりも落とす率は高いだろう。ここで落とすと最悪である。クルマの下に転がっていく可能性が高いし、後ろのクルマからはにらまれるし。そんなプレッシャーに負けて、落としたコインを諦めてしまうこともある。とにかく右手では扱いにくいのだ。

しかも、お札の場合はもっと苦しい。お札を入れるところにプラスティックのフタが付いていたりすると、それを中指や薬指で上に抑えながらお札をあの細い入口に入れるというのは、無器用な右手では困難なのである。

いっそのこと、左ハンドル車だったら、いさぎよくクルマを降りて堂々と左手で支払うこともできる。ところが右ハンドル車でそれをするとカッコ悪いという、ムダなプライドも手伝って、結局コインを落とすはめになるのだ。

これは、マクドナルドなどのドライブスルーでも同じことが言える。とにかくクルマに乗っているときは、右手をよく使わされてしまう。物理的に仕方がないことだが、これだけは覚えておいてほしい。左利きは料金所が苦手だということを。だからコインを落としても責めないでほしいのだ！

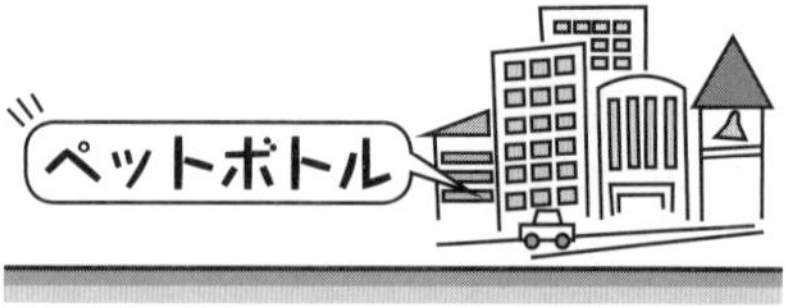

早飲み競争では、
左利きのほうが不利？

「ペットボトル」のキャップを開けるのに、それほど力はいらないので利き手でなくても問題ない。むしろ、開けたあとの行動に重点が置かれてくる。つまりどちらの手で飲むかということだ。

キャップを開けたあとで、すぐに飲むことを考えると、左手で飲みたい場合は、右手でキャップを開けることになる。これは難なく開けられるのだが、そのあとで少々問題がある。そのキャップを一気に開けられないということだ。手首の構造上の問題だが、反時計回りに開くキャップは、右手では回しにくいのだ。ためしにやってみると、右手でキャップを開ける場合は、3回まわす必要があったが、左手でやると2回でキャップを外すことができた。キャップに限っては左手の方がより多く回るからである。

したがってペットボトルは右手で飲む人が若干だが有利と言えるだろう。のどがカラカラのときは、右利きの人の方が早く水分補給ができるというわけだ。

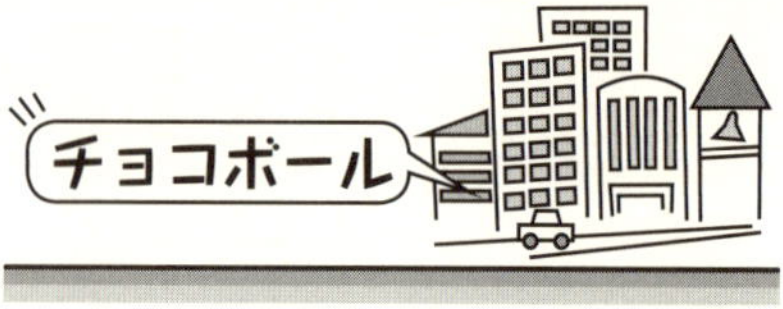

そんなに右手で食べることを
強要しなくても
いいんじゃない？!

仕事で疲れたとき、ちょっと食べたくなるのが「チョコボール」だ。中身は大好きなのだが、そのパッケージは、どうも左利きを無視しているようでいただけない。

チョコボールを食べるとき、パッケージを正面に見ながら、チョコが入っている内箱の受け皿を左側に出す。これはもちろん左手でつまむための予備動作である。しかし、つまめない！ その理由は、受け皿の中にジャマなものが入っているからである。おそらくチョコの破損を防ぐためだと思われる、保護シートがそれだ。そのシートは、箱のなかでチョコを囲むようにコの字型に入っている。左側からチョコを取ろうとすると、そのシートにジャマされて取れないようになっていたのだ。なんてこったい！ オー・マイ・ガーッ！

パッケージをよく見てみると、箱の右側サイドに、「こっちから開けてね」という意味の切り込みが付いている。チョコボールは右手で食べろ！ と明らかに言っているのだ。なぜそこまで強要する？

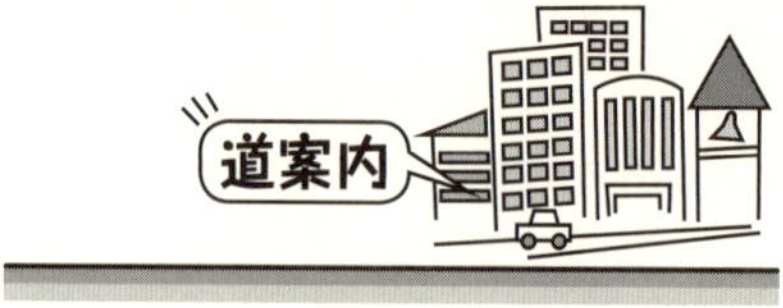

そこを右に曲がって、
といいながら
左を指差している。

左利きは、左右混同してしまう人が多いと聞く。なぜだろう？　やはり利き手に要因があるはずだ。

道に迷ったとき。先方に電話をかけて聞くと「ああ、それならそこを右に曲がって次の信号を左に……」というように道順を説明し始める人がとても多い。もちろん親切に教えてくれているのだが、それを教えられてもどうも理解できずに途中で混乱してしまうのだ。だから最後に「すみません、念のため住所も教えていただけますか？」と言うことになる。

そんな人がまわりの左利きにも意外と多くいたのである。左右を瞬時に理解できないのは、記憶力のせいだけではないようなのだ。

とくに判断を強いられるのはクルマに乗っているときだが、そこを右に曲がってと言われて、左に曲がることなどしょっちゅうである。瞬間的に頭が「右ってどっちだっけ？」となってしまい、交差点に来ると逆を選んでしまうのだ。

どうして左右を混同するのか?

そしてどうして逆を選んでしまうのか?

左右混同をする人は左利きに多いそうである。なぜだろう?

私なりに考えてみたのは、左利きの人は右利きに比べて、左右を逆にして考えるクセがついているからではないだろうか? ということである。

幼稚園のときなどはお茶碗を持つ方が左手で、お箸が右手ですよと教わった記憶がある。この場合、左利きで逆の手を使っているときは、頭のなかで左右を変換して覚えることになる。ややこしいのだ。

またテニスやゴルフなどの教則本でも基本は右利き用に書かれているので、「左足を前に出して、右ひざをかるく曲げる」なんていうのも左利きの人は左右を変換しなければならない。もう脳がフル回転状態。それが、左利きに多い左右混同の原因だと考えるがどうだろう。

そして少なくとも左右混同する人は、ボケてるわけでも、鈍くさいわけでもないのだということを自覚したいと思う。もちろん私も含めて。

第4章

FASION

左利きはオシャレにも気をつかうんです！

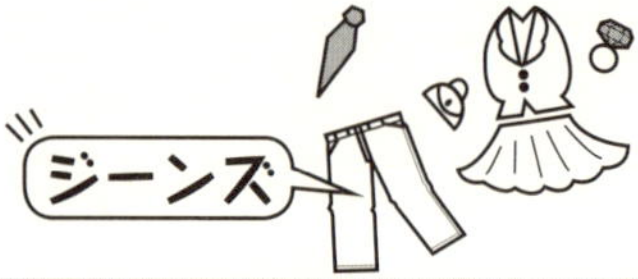

ジーンズは
左右対称である、
ただ一ヶ所を除いては。

アメリカで生まれた「ジーンズ」は、もはや生活に欠かせない衣類である。実用的でファッション性も高く、そして何よりデザインが独特なのだ。

今はほとんど使われていないのに、昔の慣習が生きている部分がジーンズにはある。それは、右前に付いている小さなポケットだ。右のポケットの中にあったりもする。これ実は、懐中時計を入れるためのものなのだ。

現在では懐中時計を持っている人はまれだが、当時のアメリカでは普通に持っていたらしい。それをしまう用のポケットだったのだ。

ところで、その小さなポケットが右側にしかないのにお気づきだろうか。これも時計を見るのに右手を使う人が多かったからである。つまり今のスタイルのジーンズは、右利き用にできていたと言えるのだ。

でも私自身はジーンズが好きなので、それに対してとやかく言うつもりはない。ちなみに、その小さなポケットは「ウォッチポケット」と言うらしい。

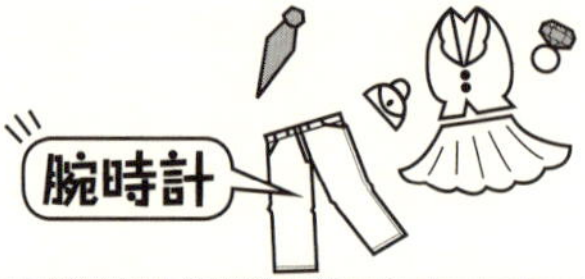

クオーツや電波時計は、
左利きにやさしい
発明品なのだ。

高校の入学祝いでもらったのを期に「腕時計」をし始めた。腕時計は左手にするものと思っていたので、何の疑いもなくしていたのだが、それがどうにもジャマだった。

左手に時計をしていると、とにかくよくぶつけた。ガラスは傷だらけ。それだけ生活の中で左手を使っていたのだろう。そしていろんなところに忘れていた。遊ぶにもジャマだし、お茶を飲むにも重いので、ことあるごとに外してしまうのだ。それもこれも時計を左手にしているからである。

ためしに腕時計を右手にしてみたが、リューズが逆になってしまい、時刻を合わせたりするときに左手で操作しづらかったのだ。

それがいまではクオーツで電池交換は数年に一度で済むし、電波受信機能で時刻を合わせる必要もなくなった。ようするにリューズに触れることがないのだ。そうなればもう右手でも左手でも構わなくなる。左利きは思う存分右手に時計ができるのだ。やっぱり技術の進歩ってやさしさが必要だね。

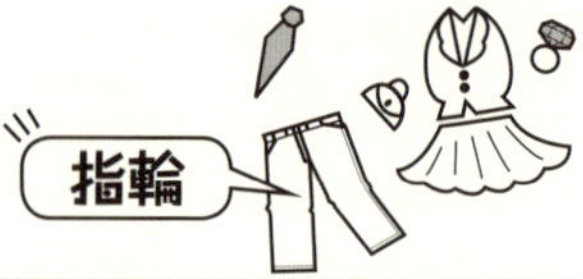

結婚指輪は
利き手の反対の薬指に
すべし！

結婚したとき、すぐに大きなカベにぶつかった。それが「指輪」のせいだと気づくまでにしばらく時間がかかった。

生まれて初めて指輪をしたのは、結婚したときだった。結婚指輪は左手の薬指にするという暗黙の決まりがあるので、それに従って私も左手にしていた。するると、想像していた以上に違和感があった。最初は指輪をすることに不慣れなせいだと思っていたが、何日か過ぎてもまだ気になっていた。

コップを持つたびにカチンと当たる。ページをめくると引っかかる。ドアの取っ手に引っかかって痛い思いをすること数回。小銭入れやカギを取り出すたびに、ズボンのポケットに引っかかる。わかったことは、左利きの自分にとって、生活のなかでの左手の役割は、意外に大きかったということだ。

で、あるとき、ためしに右手の薬指にはめてみた。すると、今までのイライラがウソのように消えてスッキリした。それ以来ずっと結婚指輪は右手の薬指にしている。指輪がぶつかって悩んでいる方、お試しあれ。

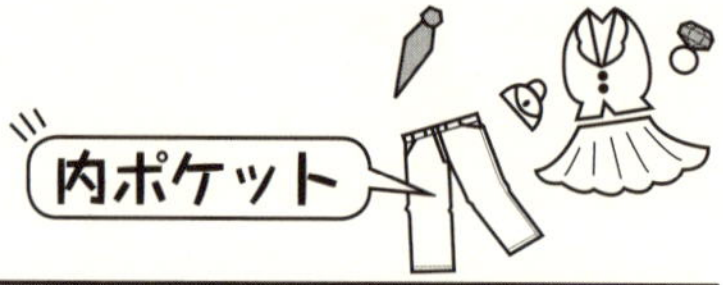

ジャケットの
内ポケットは、
左利きに対しての
配慮がない。

財布や定期入れや携帯電話など、ポケットに入れておきたいものがたくさんある。にもかかわらず、ジャケットの「内ポケット」には左利き軽視のつくりがうかがえることが多いのだ。

左利きの人は、左手でものを扱うことが多い。財布や定期なども左手でポケットから出し入れするのが通常だ。ところが、ジャケットのなかには、内ポケットが左側だけにしか付いていないものがある。もちろん、右手で出し入れしやすいようにである。

また、ジャケットの左内下部には小さなポケットがあったりする。これは名刺を入れるポケットだ。当然のごとく右手で取り出しやすいようになっている。

さらに、右側に内ポケットがある場合でも、ボタンやマジックテープなどで出し入れしにくくなっていたりする。頻繁に使わないものを入れなさい、ということなのだろうが、左手を頻繁に使う我々にとってはありがた迷惑なのだ。

もっと左手を使う人もいることを考えたジャケットづくりを切に希望する。

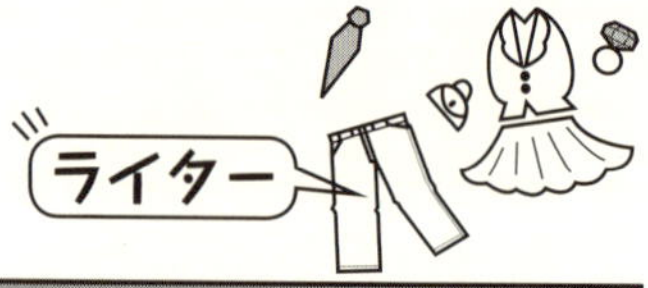

タバコに火を
点けてあげるのは、
左手だと
失礼にあたるらしい。

ビールを注ぐのと同じで、人のタバコに火を点けるのも、右手でやるのがマナーだそうだ。そんなことを言われても、右手ではやりにくいこともたくさんあるんだぜ。

「ライター」に火を点けるのは、できれば利き手でやりたいものだ。ジッポーとかでも、フタを開けたり発火させたりするのは、利き手のほうが断然やりやすい。それをマナーとか言われてもなあ、って感じである。

それと、百円ライターも右手優位になっているのをご存知だろうか？　かたちとしては左右対称のセンターに発火レバーが付いているので、基本的にはどちらの手でも同じように使える。使えるのだが、左手で火を点けると、ライターの絵柄が裏になってしまうのだ。使用上の注意とかバーコードを見ながら火を点けることになる。まあそれだけのことだが、ちょっと悲しい気分にさせられる。左利きだって金髪水着美女の写真を楽しみたいのだ！（↑どんなライターなんだ？）。ライターってやっぱり右利き有利にできていると思う。

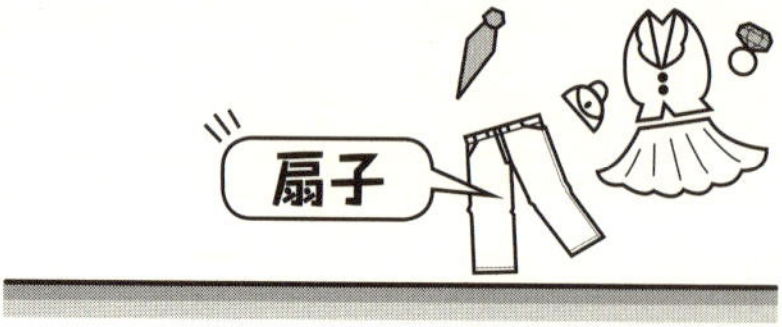

扇子を左手であおぐと、
だんだん閉じてきて
しまうのがくやしい。

「扇子」は日本の夏にとって欠かせないアイテムだ。しかし左手であおいでいると、少しずつ閉じてきてしまうのはなぜだろう？

時代劇などを見ていると、バサッと片手（右手）で扇子をひらくキメのポーズがある。子供の頃はよくマネをしたものだ。ところがこれがなかなかうまくいかない。やっぱり大人ってスゴイなあと子供ながらに思っていた……が、それは左手で開こうとしていたせいだった。

そもそも扇子というものは開きにくくできているんだと勝手に思っていた。実際、ムリに開こうとしてこわしてしまったこともある。右手でなら開きやすいということを知ったのはずいぶん大人になってからだった。

あおぐときもやりにくい。左手を使ってあおいでいると、だんだん閉じてきてしまう。開いた状態を指でおさえてあおぐのが扇子の特徴だが、左手だとそれがしづらいのだ。押さえが効かないので徐々に閉じてきてしまう。するとせわしなくまた開いてあおぎ始めるのが、左利きの人たちなのである。

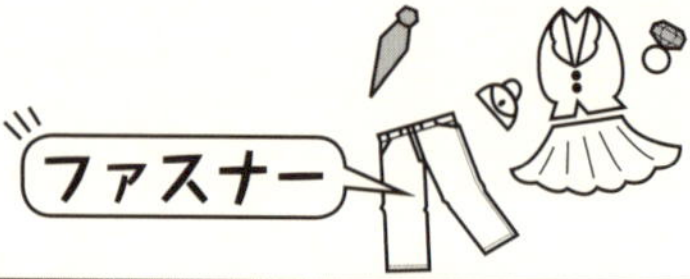

ジャンパーのファスナーを閉める動作は、やはり右利き有利！

二つに分かれている先端をつなぎ合わせて、「ファスナー」で固定するジャンパーを閉めるのは、いったいどちらの手が有利なのだろうか？

結果的には、右利きも左利きも、ファスナーを上げる手は左が多いようだ。ということは、左利きが有利なのか？　と一瞬ほくそ笑む。ただよく見ると利き手の違いによって微妙に動作が違うのだ。

右利きは、まず右手側の差し込む部分を固定して持ち、それに左手側の部分を下から差し込み、そのまま左手でファスナーを上げていた。一方、左利きは、左側を固定して右側を上から差し込むという逆の動作をしていたのだ。

とくに大差がないように思えるが、実はここに大きな意味が隠されている。運動の流れの問題である。右利きの人が下から上への一連の流れで閉めているのに対し、左利きは上から下へという動作のあと、下から上へ閉めている。この違いはファスナーを閉めるスピードと正確性に差が出るのだ。

ジャンパーのファスナーは、実は右利きに有利にできていたのである。

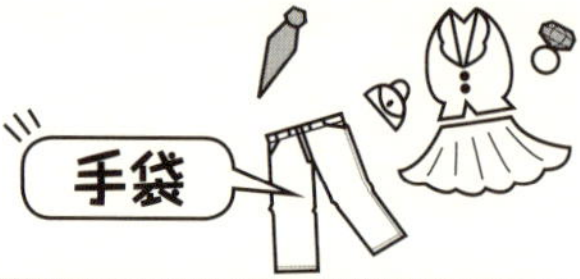

手袋は、
利き手側のほうが
なくなりやすい。

「手袋」をどちらからはめるかについて、左利きである自分を観察してみると100％右手からはめていた。最初に左手用を手に持ったとしても、やはり右手からはめている。逆にしようとすると違和感がある。なぜだろう？

ためしに右利きの人にもやってもらった。すると、彼らは左手からはめるではないか。ちなみに外すときは、逆に利き手側から外すようなのだ。つまり瞬間的にせよ、利き手の方が手袋をしていない時間が長いといえる。

とくに駅などでは、切符を買ったり、定期を出したりと利き手で細かい作業をする機会が多い。そんなときは利き手の手袋を外して、お金を出したりすることになる。そういう日々の生活から手袋をはめたり外したりするときのクセがついたのではないかと推測できる。

だからおそらく手袋を片方落とすときも、利き手側の方がなくなりやすいハズである。駅の忘れ物コーナーにある手袋は、やはり左手用が10％の割合で届けられているのだろうか？　とっても気になる。

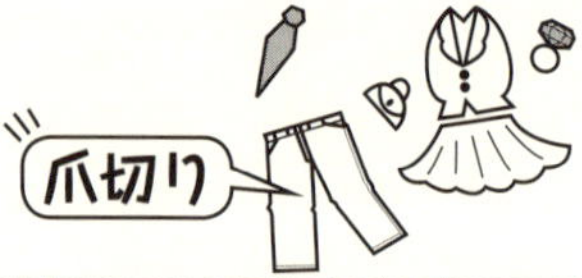

小さいことだが、
爪切りは右利き向けに
なっているんだよ。

「爪切り」をどちらの手で使うか？　手の爪はとうぜん左右交互に持ちかえて切るだろう。では足の爪を切るときは？　私の場合は、両足とも左手で切っている。つまり両手両足のうち、右手を使うのは左手の爪を切るときだけなのだ。いわば、4分の3の爪は、左手で切っていることになる。

問題は爪を切り終えたあとのヤスリがけである。ヤスリは爪切りの裏などに付いているザラザラした部分だ。これで切った爪を仕上げるのだが、注目はそのザラザラの角度なのだ。たいていは斜めに切ってある。この斜めの意味は、もうおわかりかと思うが、右手で持った場合に使いやすい角度になっている。

爪切りを右手に持って爪をこするとき、自然にそのままの体勢でこすりやすいのだ。逆に左手に持って爪をこすろうとすると、角度が合わずにうまくこすれない。とくに左手で4分の3の爪を切る左利きの私にとっては、こすりにくい部分が多くなるというわけだ。ホントに細かい話なのだが、爪切りは右利きに有利にできていると言えるだろう。

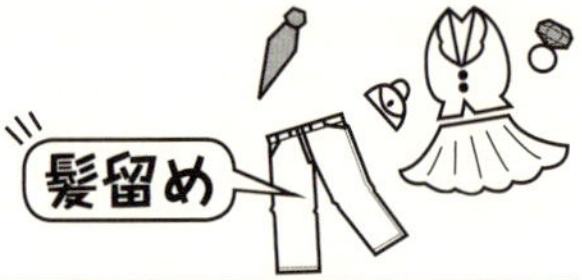

後ろ手で使う髪留めは、
できれば左手を
使いたい。

「髪留め」は、髪を束ねるという実用性と、髪を飾るというファッション性を合わせ持った道具だ。しかも頭の後ろで使うので、利き手でないと難しい作業でもある。

髪を束ねるだけなら、シンプルで目立たないピンで用は足りる。右からだろうが左からだろうがどちらから使っても問題ない。しかし髪を飾るとなると話は別だ。

髪留めの装飾部分は上下（左右）対象のものが多いようだが、それでも蝶やハートのカタチをしたものもよく見かける。そして上下のデザインが決まっているものは、たいてい右手を使うことが前提になっている。

つまり蝶がデザインされた髪飾りを左手で使おうとすると、蝶が逆さまになってしまうのだ。ものによっては装飾部分が回転するものもあるので、左手で使う場合は回せば済むのだが、うまくやらないと曲がってしまったりする。

やはり髪留めは右手仕様になっていると言えるだろう。

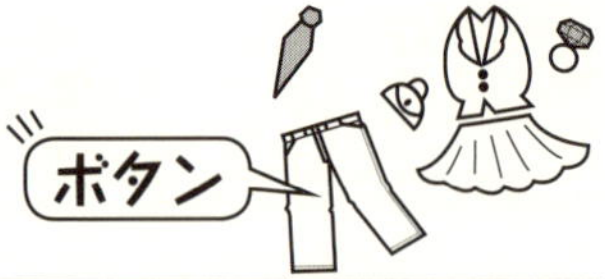

服のボタンを
片手ではめるとき、
どちらの手を使う？

「ボタン」に関しては少し複雑になっている。利き手だけでなく男女の問題も絡んでくるからだ。

胸のボタンをとめる作業は、右手ではできるが、左手だけではやりにくい。やはり服のボタンも右利き用に作られている……と書こうとして、ハタと気づいた。女性用のシャツと男性用のシャツはボタンが逆じゃなかったっけ？　う～む、これでは利き手だけの問題では済まなくなる。

でもどうして男女で違うんだろう？　まさか男女間でお互いにボタンを外しやすくするようになんて理由ではないだろうけど。

とりあえず調べてみると、どうやら中世ヨーロッパ貴族の習慣からきているらしい。ここからは私の推測だが、

1）貴婦人のドレスは背中にボタンがあるので自分ではとめられない。

2）自分のボタンをとめるのと、他人のボタンをとめるのでは動作が逆になる。←

3）他人（侍女など）がとめやすいようにドレスのボタンを逆にした。←

4）女性の服はボタンが逆になった。←

……と、この推測が当たっていれば、やはり服のボタンはもともと右利き用に作られていると言えるだろう。また、ジーンズなどは、男女ともボタンのとめ方が同じだということからも合点がいく。

ということは、シャツのボタンを素早くとめられるラッキーな人は、右利きの男性と左利きの女性ということができそうだ。

その意味では、子どもの発育を測る目安として自分でボタンをとめられるかというのがあるが、これにも性別と利き手が絡んでくるはず。だから一概にボタンがとめられるかどうかとか、スピードの違いだけで判断はできない。

右利きの男子と左利きの男子では、同じボタンをとめるとしても差が出てくるだろう。女子も同じく差が出るはずだ。ただし、利き手と性別の関係からボタンをとめるのが早いと推測できるのは、右利き男子と左利き女子だ。

とくに気をつけておきたいのは、左利きの男子である。左利きなので人数が少ないうえに、ボタンをつけるのも遅くなりがちなので、余計に遅れが目立つことになりかねないからだ。

子どもがなかなかボタンをつけられなくても、むやみに叱らないほうがいい。それは発育だけのせいではなくて、単に利き手の問題かもしれないのだから。

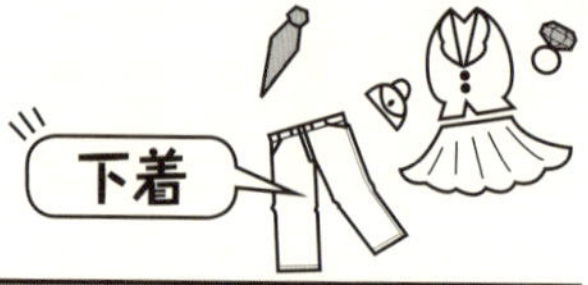

最も身近なものほど、
利き手にやさしく
あってほしい。

「下着」って毎日使うものにも関わらず、左手で使いにくいことが意外とあるのだ。

まず男の下着から。ブリーフやトランクスのかたちを思い出してほしい。浮かばなければ、その場でちょっと覗いてもいい。いわゆる社会の窓というか、小用の際にアレを取り出す穴がある。通常時は生地が重なっていて閉じている状態だが、トイレでの使用時にはそこからアレを出すことになる。

そのときに、どちらの手で出しやすいかというのがポイントだ。ブリーフの前の穴の重なっている生地は左側が上になっているので、右手のほうが使いやすくなっている。逆に左手だけでアレを出すのは困難なのだ。つまり男の下着は右利き用になっていることがわかるだろう。

これはなにも下着だけに限らずに、スーツのパンツなどの作りもみなそうである。前のチャックを隠す部分は、左側が上になっており、これもやはり左手では扱いにくいのだ。

次に女の下着。ブラジャーを検証してみる。基本的に背中のホックのところだ。まずその留め方だが、左手でおさえて右手でホックをするというのが一般的らしい。あんなに小さな金具を、しかも後ろ手に留めるのは、難しい作業と言えるだろう。

しかも一ヶ所だけでなく、数ヶ所留めなければならないブラジャーもあるので、そのハードルの高さは半端ではない。それを毎日やっている女性に対して改めて敬意を表したい。

さて、ここでの左右の違いは、おさえる手とホックをする手だ。どちらを利き手でやるべきかというと、それは圧倒的にホックをする手と言える。しかし現状では、右手を使うしかないので、みなさんそうしているのだろう。

つまりブラジャーは右利きに有利にできている。それを我慢して使わざるを得ない左利きの女性たちは、さぞ苦労をしていることだろう。

ただ実際には、もう慣れてしまってあまり不便を感じないらしいのだが。

第5章

HOBBY

スポーツや音楽でも左利きは苦労してるんです!

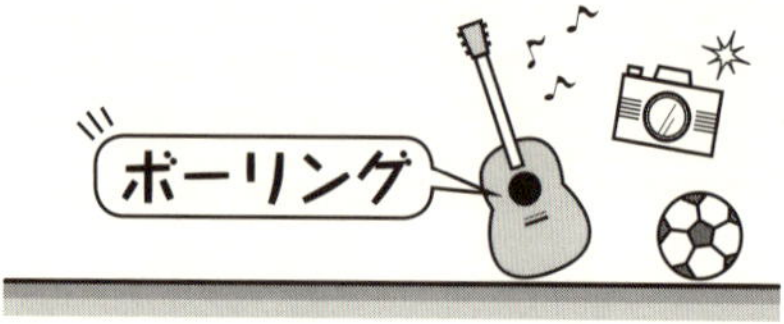

ボーリングのタマの穴って
ほとんどが
右手用なんだってね。

ボーリング場に行くと、ピカピカに磨かれたレーンとキレイに並べられた10本のピンは、とても美しい左右対称になっている。ところが唯一対称になっていないのが、「ボーリングのタマ」なのだ。

実は左利きの人でも気づいていないことが多いのだが、ボーリングのタマはそのほとんどが右利き用にできている。今度ボーリング場に行ったらチェックしてみてほしい。

まず、中指と薬指を入れる穴を地面に水平にしながら、その真下に親指を入れる穴（一番大きな穴）を見る。逆三角形の頂点の位置にある親指の穴は左側にずれているはずだ。つまり右手のカタチに合わせた配置になっている。

私を筆頭に、どうしてもフックボールが投げられなくて悩んでいる左投げの人は多い。しかしそれはすべて、穴の位置のせいなのだ。いわば、左投げには最初からハンデが課されているわけで、スコアが悪いのは、仕方がないことなのである。むしろ右投げの人と同じ成績だったら、それはあなたの勝利なのだ。

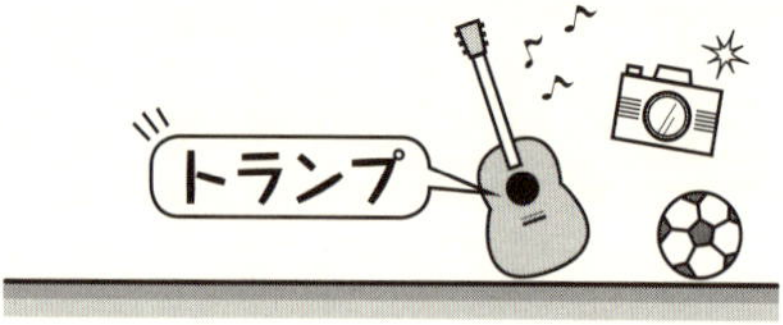

左利きの人は、
ババ抜きが
苦手だったりするのだ。

「トランプ」で遊んでいたときのこと。途中でトイレに行きたくなったので、後ろで見ていた友だちと代わってもらったことがある。帰ってきて彼の手札を見てみると、「あれ？」なんだかカードがキレイに並んで見えるぞ！

右利きの彼は左手にカードを持って、右手で人のカードを引いていた。まあババ抜きの普通の動作である。そしてすべての手持ちのカードがわかるように、左手で扇形に広げていた。そうすれば、カードの左上の角に書かれた数字が見えるのでわかりやすい。当たり前の話である。右利きにとっては！

逆に左利きの人は、右手にカードを持つことになる。それを扇形に広げてみると、あら不思議、右上の角には数字がない！

そう、トランプの絵柄は、左手で持ったときに見やすいようになっていたのだ。つまり右利き用なのである。これはぜひ実際に試してみて、左利きの苦労を味わってほしい。

ちなみにＵＮＯ（ウノ）も左利きには不利なデザインになっているゾ！

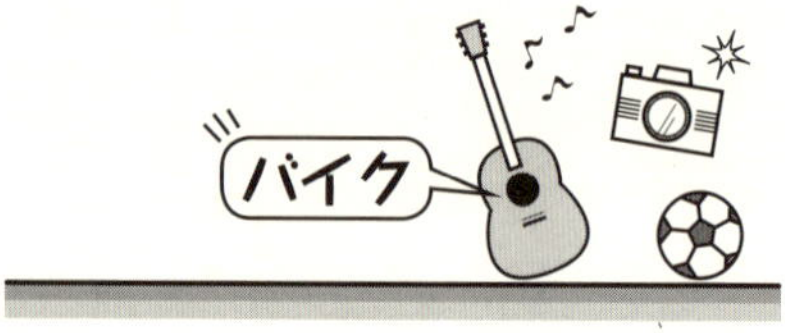

とっさのときに 反応する利き手の違いが、 危険をまねく。

人は危険を察すると、とっさにそれを避ける行動をとる。危ないと感じたら脳で考える前に身体が反応するものだ。そこで「バイク」の機能と利き手の関係を見てみよう。

ここではオートマチックではなく、ギヤ付きのバイクで検証する。

クラッチは左手、ギヤチェンジは左足の担当だ。そしてアクセルと前ブレーキは右手、後ろブレーキは右足というのが一般的なバイクの仕様である。常に動かしているブレーキとアクセルは、右手と右足が担当している。

一方、左はというと走り出しと止まるときは左手足を使うが、走行時は、ほとんどお休み状態である。まあ通常は何の問題もない。

ところが急な危険の場合、カラダの基本機能が反応する。左利きは一瞬先に左手を使おうとするらしく、右手のブレーキの反応が少し遅れがちになるのだ。一瞬の判断の遅れが危険をまねくことになるので、左利きの人がバイクに乗る場合は、それも踏まえて運転しておいた方がいいだろう。

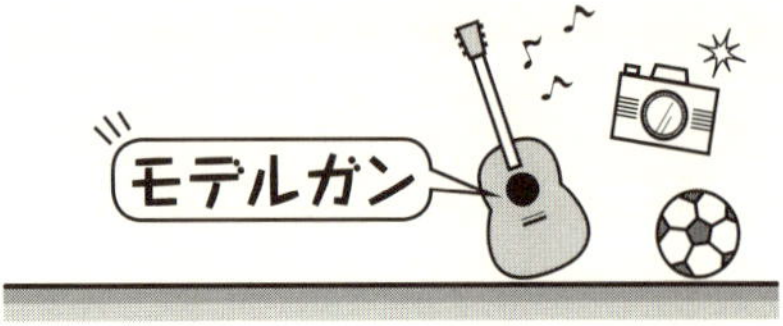

その一瞬が命運を分ける！
左利きは決闘に弱い？

とくにマニアでなくても、男なら「モデルガン」が嫌いな人はいないだろう。ただし、左利きに対してモデルガンはとても冷たい対応をする。

モデルガンをショップで見学していたときのこと。よく西部劇などで登場するシリンダータイプの銃をいじっていたのだが、そのシリンダーを開けたときに、とても違和感があった。

シリンダーは左側に開いて、そこに弾を込めるようになっている。すると左手で銃を持っていては弾が込められないのだ。どうしても右手に持ち替えてから弾込めすることになる。これは実戦を考えると、とっても危険だ。相手と同時に弾が切れたとき、左利きはどうしてもワンテンポ遅れることになる。

そこで店員に「左利き用の銃はありませんか？」と聞いてみた。答えはノーだった。左用のモデルガンは見たことも聞いたこともないそうだ。本物でもあるのかなあ~と言われて、ちょっとショックだった。左利きのガンマンは、当時ちゃんと生き延びていられたのかが、とっても気になる。

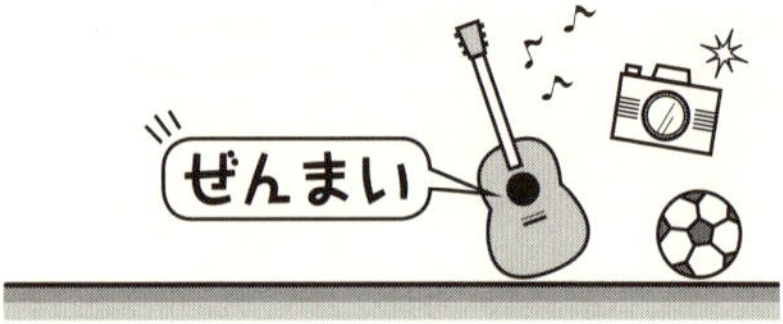

ブリキのおもちゃは、左利きには遊びにくい？

子供のころは、鉄人28号や鉄腕アトムなどのブリキのおもちゃがあった。背中についている「ぜんまい」を巻くとギーコギーコと歩くのだ。でもこのぜんまいを巻くという動作は、どうにも左利きには不向きなのである。

ぜんまいを時計回りに巻く。手を離すとおもちゃが動き始める。止まるとまた時計回りにぜんまいを巻く。つまりぜんまいは時計回りにしか回さないのである。それがどういうことかと言うと、ズバリ左手では回しにくい。

その理由は手首の構造にある。ためしに右手の甲を上にして、時計回りにひねってみると簡単に手のひらを上にすることができるだろう。逆にそれを反時計回りにやってみると、あ〜ら不思議、ほとんど回らないのだ。人間の手の構造として内側には回らないようにできている。

なので左手でぜんまいを巻こうとすると、内側に向けて巻くことになり、手首が回らず少しずつしか巻けないことになる。当然、時間もかかるのだが、子供の頃にはそんなことは考えないで、必死に左手で巻いていたのだろう（涙）。

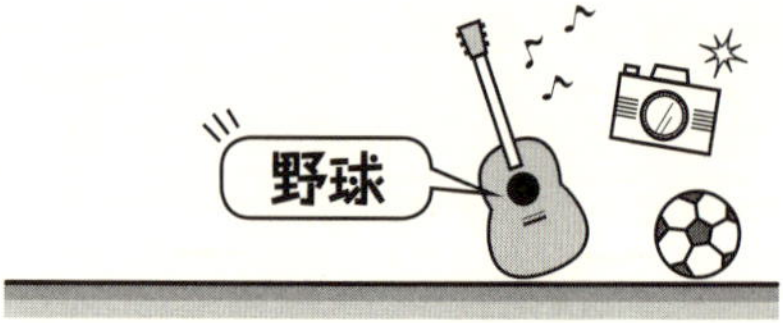

草野球では、
左利きのポジションは
たいがいライトだ。

子供の頃、空き地に何人かが集まると、決まって「野球」が始まった。でも全員が道具を持っているわけではないので、グローブは敵味方が同じものを共有することになる。そんなときに不利なのは、左利きの子供である。

左用のグローブなど、たいてい誰も持っていない。だから左利きの子供は右用のグローブを無理やり逆の手にはめるのだ。これはかなり指が痛くなる。当然、タマは捕りづらい。エラーも多くなる。というわけで、一番タマの飛んでこないライトが定位置となってしまうのだ。ちょっと悲しい。

その後、漫画『巨人の星』の星飛雄馬のおかげで、ピッチャーもアリになったのがせめてもの救いだった。

左用のグローブを買うときも、左利きのハンデを実感させられる。

まず、種類が少ない、というよりほとんど置いてない。デザインやサイズなどを選択する余地もなく「はいこれ」と渡されてしまうのだ。しかも値段が2割ほど高い。子供ながらに左利きは不利だということを思い知らされた。

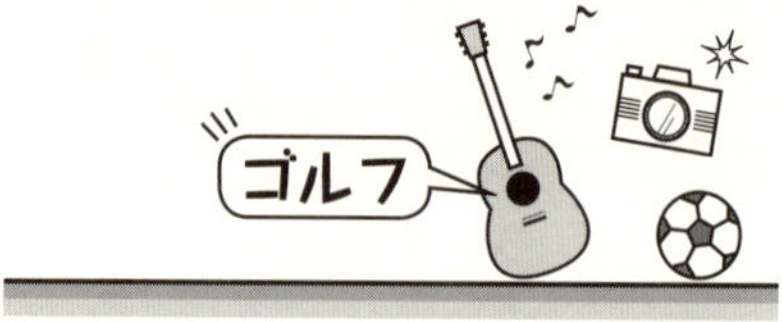

練習に行きたいけど
気が重い、
それが左利きゴルファーの
本音だ！

「ゴルフ」の道具は左利き用のものは極端に少ない。中規模のゴルフショップだと、左利きクラブのセットは1～2種類しかないのが現状だ。しかも値段も割高ときている。だが左利きゴルファーの悩みはそんなものではない。

ゴルフがうまくなるためには練習が必要だ。そのためには練習場に行かねばならない。そしてゴルフ練習場の打席の少なさにいつも泣かされているのが、左利きのゴルファーなのである。たいていは全打席の5%程度しかなく、当然のごとく一番はじっこが定位置だ。ひとり、カベを見ながら黙々と打つ姿は、なんとも哀しい。さらに、後ろで背中合わせになっている右打席の人がドライバーを振ると、後頭部をなぐられそうで、とっても恐いのだ。

ボールを自動でセットしてくれる装置も、左だと使えないことが多い。他の右打ちの人が自動で打っているのに、左打ちは一回ごとに手でセットしている。これで同じ料金というのはズルイと思うのだがいかがなものだろう。

だから私がゴルフ下手なのは、練習不足のせいなのだよ。

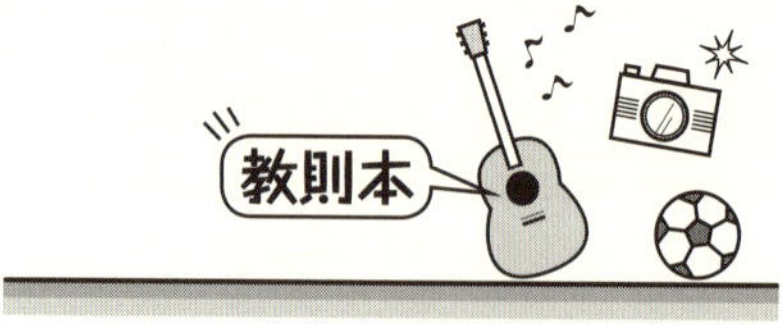

読むだけで想像力を
鍛えることができる
すぐれモノ！

新しく楽器を覚えるときや、スポーツをマスターしようとするときに読む本を、「教則本」という。これは単に技術を憶えるだけでなく、左利きにとっては想像力も鍛えてくれる本なのだ。

ゴルフ教則本を例に見てみよう。

たとえば「……右ひざがボールを打とうとする方向に向いて動いてくれれば、右足かかとは自然に地面から離れ、体はダウン・スウィングのための完全な位置へと回転してくれる。体の左側は左ひざが伸びるにつれて、まっすぐな壁になるわけだ……」このような文章がいたるところに出てくる。

当たり前のことなのだが、右利き主体に書かれているので、左利きの人はこの文章の〝右〟と〝左〟を置き換えて読み進めなければならない。もちろん解説用のイラストもすべて右利き用なので、これまた頭のなかで反転する必要がある。とにかく暗号を解読しながら読んでいるようで、大変なのだ。

こうして左利きの想像力は、日常の中でも鍛えられていくのである。

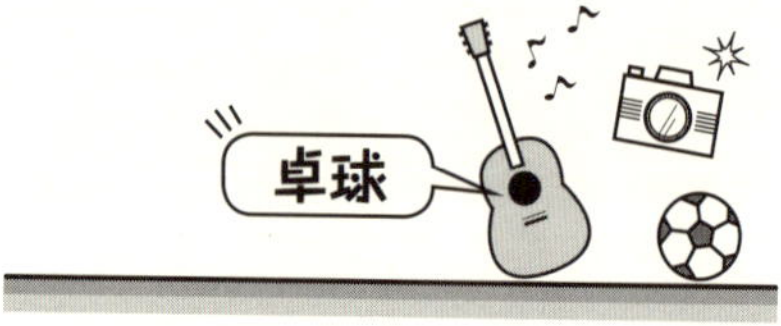

温泉卓球なら、左利きに勝算ありだ！

「卓球」は、オリンピック選手ともなれば左も右も関係ないだろうが、シロウト相手なら左利きが断然有利である。

卓球をやるとき、一般に右利きの人は、左利き相手には慣れていないことが多い。いつもと違う角度から慣れない回転のタマがくると、すぐには対応できないものだ。だから最初のうちは、簡単に点を取られてしまう。

一方、左利きの人は、普段から右利きと対戦していることが多いので、すでに打ち方もマスターしている。シロウト同士の対戦で技術が同レベルなら、左利きが圧倒的に有利なのだ。ただし、相手が慣れてしまうと、すぐに互角になるので油断は禁物である。

そして左利きの人の天敵は、同じく左利きのプレーヤーだ。お互いに左利きと対戦することがほとんどないので、いつもと勝手が違ってくる。ふだん負かしている右利きの人が戸惑う気持ちがこのとき初めてよくわかる。左利きの変化球って、なんて取りにくいんだろう！

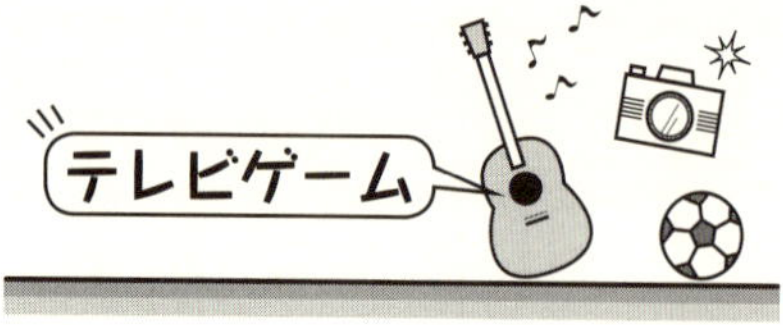

左利きはゲームが
ヘタでもそんなに落ち込む
必要はない。

「テレビゲーム」のコントローラーのボタンが増えるたびに、左利きの人は困難を強いられる。とくに格闘系のゲームは苦手な人が多いだろう。

たとえばプレイステーション2の場合、コントローラーの右手には「○、□、×、△」ボタンが付いている。普通のゲームならそれほど頻繁に使わないのだが、こと格闘系のゲームになるとけた違いに連打しなくてはならないのだ。

これが左利きにとっては難儀なところで、どうしてもうまく操作できない。まあ単に個人的な技術の問題もあるが、左利きとしては、やはり右手でのすばやい操作が苦手だからだと思いたいのだ。

多くの格闘系ゲームでは、左手は単純な動きを担当しているのに対して、右手は「戦う」「飛ぶ」「撃つ」「必殺ワザを出す」などゲームの要を担当している。コントローラーが右手で主な操作をするようにできているから仕方がないのだが、左利きの私としては〝ゲームが下手なように思われて〟とっても心外なのである。ということで、テレビゲームは左利きには不利にできているのだ。

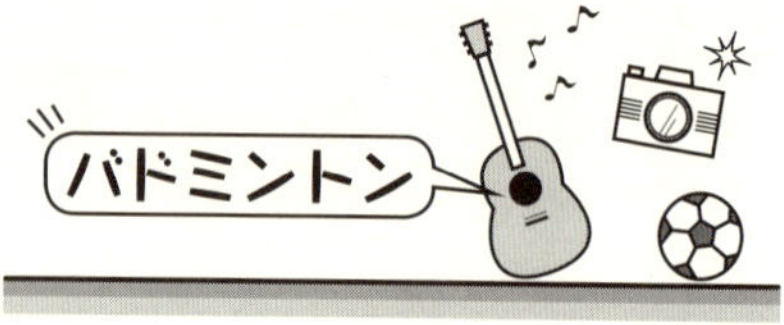

シャトルコックは、左利きに有利!?

「バドミントン」で使われる本物のシャトルコックを見たことがあるだろうか？　これは水鳥の羽根をらせん状に重ねてコルクに差して作られている。その差す方向と角度は決められている。

ためしにシャトルコックを高いところから落としてみると、自然に回転しながら落下する。そのときの回転方向は、コルクを下にして必ず右回転になるのだ。羽根の形状がそうなるようになっている。

これを右手のフォアハンドで打つと、シャトルコックは左回転になる。そして逆回転を与えられた空気抵抗で失速してストンと落ちる。逆に左手で打つと、順回転になるのでスピードのある打球になるのだ。

実際の競技も、右利きの人がサーブやスマッシュをバックハンドで打つシーンがよく見られる。教則本にもバックハンドの打ち方について、テニスなどよりも詳しく書かれているようだ。

つまりバドミントンは左利きに有利なスポーツと言えそうである。

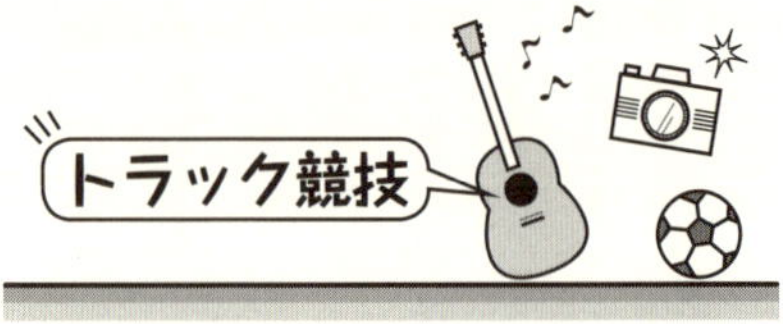

陸上のトラック競技はなぜ左回転なのだろうか？

陸上競技でフルマラソン以外の中・長距離走は、競技場の「トラック」をグルグルと回りながら競うものである。ではなぜいつも左回転なのか。これも利き手と関係があるのだろうか？

左にカーブを曲がるとき、どちら側の手足に力が入るかというと、やはり右側になる。右利きの人のほうが左カーブを曲がりやすいので、トラック競技の回転方向も、それに合わせたのだろうと想像する。ということは、トラック競技は左利きには不利なのか？

でもそれだけが理由ではない気がしたので、ちょっと調べてみた。

すると、陸上競技のトラックの回転方向については、１９００年頃には左回りに決定していたようなのだ。その理由は、左回りのほうが良いタイムが出やすかったからというもの。

さらに、それを実験したテレビ番組では、数十名の小学生に、右回りと左回りでかけっこをさせたところ、圧倒的に左回りのタイムが良かったという結果も出ているらしい。

これは何が影響しているのか？　地球の自転だろうか？

そしてもうひとつ。警察の犯人逮捕の法則として、逃げる人は左に曲がる率が圧倒的に多いという説もある。


これらを踏まえてさらに調べてみた結果、人間は左側に曲がるのが得意な動物だということがわかった。どうやら視野に関わるものらしい。人間の視野は左側のほうが広くなっているので左方向のほうが安心できるのだ。それで本能的に左に曲がるようになる。

その理由は右脳と関係がある。右脳は、論理よりもイメージをするのが得意な脳だ。空間認知力が強い右脳は、人間の身体の左側とリンクしている。左利きが芸術などの分野に長けていると言われるゆえんである。

つまり、左眼のほうが視野が広く情報をイメージしやすいので、人間は左側のほうへ曲がってしまうのだ。

ここで簡単な実験をしてみよう。立ってその場でグルグルと回転してみるとよくわかる。反時計回りのほうが回りやすいことが実感できるはずだ。

そういえば、フォークダンスも左回りだった記憶がある。フィギュアスケートのスピンもほとんどの人が左回転にしている。人が回るときは、基本的に左回転になることは間違いないだろう。

ただし、左利きの人は、右脳と左脳の機能が逆になっているケースもあるので、左利きに限って言えば、右回転が得意な人もいるかもしれない。

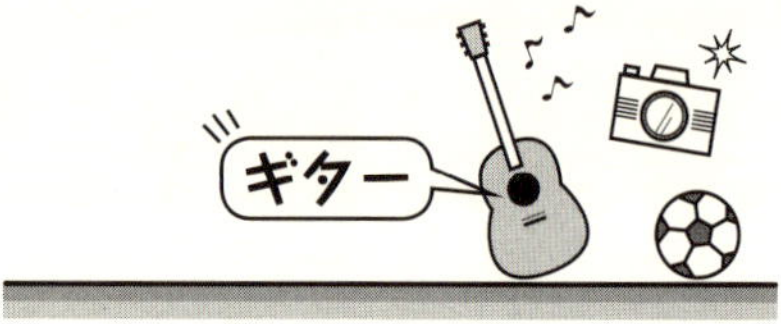

ギターが左で
弾けることを知ったのは、
右で覚えたあとだった。

教則本を見ながら「ギター」の練習をする。右利き用の練習だ。当時は利き手がどうのなどと考えることもなく、本の通りに覚えるだけで精一杯だった。

逆で弾こうなどとは全く考えなかったのだ。逆に持つのもアリだということを知ったのは、ポール・マッカートニーやジミ・ヘンドリックスを知ってからである。そのころにはもうすっかり右手で弾くようになっていたので、今さら左に持ちかえることはできなくなっていた。

ある日、友だちが遊びに来たときにギターを貸したら、弦を全部とりはずして逆に付け替え始めた。彼は左利きで弦も左用にしないと弾けなかったのだ。ちなみに甲斐バンドの甲斐よしひろは、右利き用のものをそのままひっくり返して弾くので、彼の運指は誰もマネができない。

それにギターを逆にして弦を張り替えれば、左利きでも同様に使えると思ったら大まちがい。ボディは基本的に右利き用につくられているので、持ちにくい上に見た目も悪くなる。ギターも右利き主体の楽器と言えるだろう。

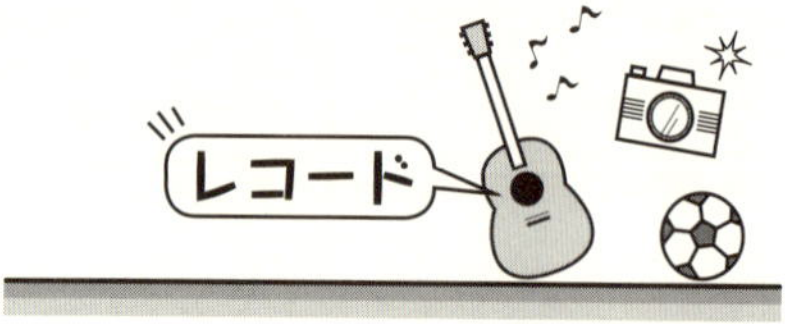

レコードがＣＤに代わって、
一番喜んだのは
何を隠そう左利きの人だった。

ある程度の年齢の人なら、むかしの「レコード」が押入れの奥に入っていることだろう。そのレコードに関する左利きの苦労話を聞いてほしい。

当時、レコードを聞くときには、まず石鹸で手を洗った。盤面に脂分がつくと音が飛んでしまうからだ。そーっとターンテーブルにレコードを置き、スイッチを入れる。そして回っているレコードの端の部分に慎重にレコード針を乗せていく。ここで左利きは難渋《なんじゅう》することになるのだ。

針が付いているアームは右側にあるので、左手ではとてもやりにくい。自分の手がブラインドになって針先が見えないのだ。レコード針を盤面に乗せる作業はとてもデリケートなので、やはり利き手でないと難しい。

で、左利きはどうするかというと、深くしゃがみ込んで、頭を横に傾けながら、アームを持っている左手の下から覗き込むようにしなければならなかった。

正直、カッコ悪い姿だ。

それを思うと、CDを開発してくれた人に深く感謝したいのである。

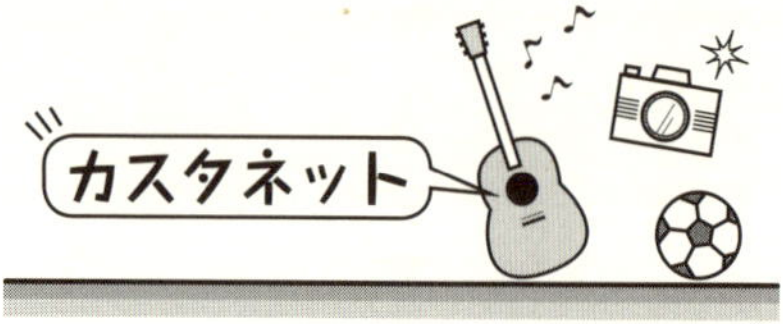

シンプルな楽器には、
とんでもない
落とし穴があった！

「カスタネット」はとっても単純な楽器だ。カスタネットは右手でも左手でも同じように使えて、それ自体はすばらしいと思う。ただし、ひとりで使うときに限ってだが。

小学校の演奏会では、ピアノやシンバルなどと違って、カスタネットは一般庶民の楽器という印象がある。価格も安いし、楽器が苦手な子供でもできるからだ。そして腕の動きがあるので、リズミカルで楽しく演奏できる。

ただし一つ問題がある。左利きの子供の場合、右手にカスタネットを固定して左手でたたくことになる。ひとりで練習しているときはよかったが、合同練習になると違和感が出てしまう。左利きの子供だけ動きが逆なのだ。

これでは統一感がないので、先生は右手でたたくように指示を出すが、左利きの子供にとっては、そんなに簡単なことではない。どうしても左手がたたきに行ってしまうのだ。利き手の問題だけなのに、その子には〝鈍くさい〟というイメージがつけられて、当人も自信を失くすことになる。かわいそうに。

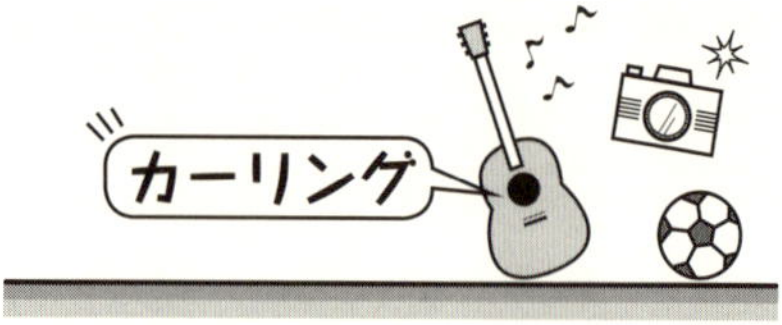

スポーツシューズの
なかには、
左利き用の靴もある。

「カーリング」は氷の上で競うスポーツで、ストーンと呼ばれる丸くて取っ手がついた重そうな石（?）をゴールに入れる競技だ。ここではそのシューズに注目したい。

ちなみにカーリングとは、氷の上をストーンが曲がりながら（カールしながら）滑るところからその名前が付いたという。ストーン自体がかなり重いのと、微妙なタッチが必要なのでこれは利き手で投げるのが通常のようだ。

さて、そこで靴である。ストーンを正しく投げるためには、片方の靴に滑りやすい材質が必要になる。テレビで観ていても、ストーンを手で投げるというより、身体全体で滑っていき、その勢いで前へそーっと投げる感じだ。

右手で投げる人は左足を前に膝を立てて投げるようにする。左利きはその反対だ。その利き手と逆の足に履く靴には、摩擦が少なく滑りやすいものにするという。ということで、一般には左右平等だと思われていた靴のなかにも、カーリング用シューズには右投げ用と左投げ用があったのだ！

左利きの日本での有名人リスト

朝青龍 (力士)
いしだ壱成 (俳優)
石原慎太郎 (都知事)
市川団十郎 (歌舞伎)
稲垣吾郎 (タレント)
上田正樹 (ミュージシャン)
大江千里 (ミュージシャン)
王貞治 (野球)
大沢樹生 (タレント)
大林素子 (バレーボール)
小栗旬 (俳優)
甲斐よしひろ (ミュージシャン)
鹿賀丈史 (俳優)
ガクト (ミュージシャン)
夏帆 (俳優)
川原亜矢子 (俳優)
喜国雅彦 (漫画家)
木村カエラ (ミュージシャン)
クリス智子 (DJ)
黒川智花 (俳優)
小池栄子 (タレント)
小池徹平 (俳優)
国分太一 (タレント)
小林麻央 (アナウンサー)
ゴリ (芸人)
斉藤由貴 (俳優)
酒井若菜 (俳優)
坂本龍一 (ミュージシャン)
杉田かおる (俳優)
杉本哲太 (俳優)

世良公則 (ミュージシャン)
瀬戸朝香 (俳優)
ぜんじろう (芸人)
高知東生 (俳優)
田口淳之介 (タレント)
竹中直人 (俳優)
玉木宏 (俳優)
デーブ・スペクター (タレント)
トータス松本 (ミュージシャン)
中川翔子 (タレント)
中村俊輔 (サッカー)
名倉潤 (芸人)
西村知美 (タレント)
二宮和也 (タレント)
野口聡一 (宇宙飛行士)
はなわ (芸人)
平井理央 (アナウンサー)
ふかわりょう (芸人)
細川茂樹 (俳優)
舞の海 (力士)
前田愛 (タレント)
松方弘樹 (俳優)
松崎しげる (ミュージシャン)
松本人志 (芸人)
森本レオ (俳優)
安めぐみ (タレント)
山下智久 (タレント)
養老孟司 (大学教授)
吉村由美 (ミュージシャン)
他、スポーツ選手など多数

参考文献・サイト

●書籍

『見えざる左手』大路直哉（三五館）
『左ききでいこう！』大路直哉、他（フェリシモ出版）
『左利きで行こう！』リー・W・ラトリッジ、他（北星堂書店）
『自然界における左と右』マーティン・ガードナー（紀伊國屋書店）
『左右学への招待』西山賢一（風濤社）
『両手利きのパワー』安達光（同文書院）
『左対右　きき手大研究』八田武志（化学同人）
『左ききの神経心理学』八田武志（医歯薬出版）
『左と右の心理学』M・C・コーバリス、他（紀伊國屋書店）
『左利きは危険がいっぱい』スタンレー・コレン（文芸春秋）
『手のしくみと脳の発達』久保田競（朱鷺書房）
『右利き・左利きの科学』前原勝矢（講談社）
『左ききのたみやさん。』たみやともか（宝島社）
『「左利き」は天才？』デイヴィッド・ウォルマン（日本経済新聞社）
『右脳と左脳のはなし』セルゲーエフ（東京図書）
『月刊左利きニュース』（左利き友の会）

●ウェブサイト

「左利きの小ネタ」
http://homepage1.nifty.com/hidex/left/left1.html
「クラブレフティ」
http://homepage3.nifty.com/club-lefty/
「レフティやすおの左組通信」
http://homepage3.nifty.com/lefty-yasuo/
「きくやねっと」
http://www.kikuya-net.co.jp/

●その他

無料メールマガジン「左利きで生きるには　週刊ヒッキイ hikkii」
http://www.mag2.com/m/0000171874.html
無料メールマガジン「左利きからみた気づきのエッセイ『レフティサーブ』」
http://www.mag2.com/m/0000116367.html

渡瀬　けん（わたせ　けん）

「レフティサーブ」代表。1962年生まれ。神奈川県出身。左利き。小学生のとき、草野球で誰も左用のグローブを持っていなかったので、いつも素手でライトを守らされていた悲しい過去を持つ。大人になっても、バッティングセンターやゴルフ練習場などで、日々肩身の狭い思いをさせられている。趣味は左利きに不利なものを見つけること。2003年度よりメールマガジン「レフティサーブ」で、左利きのコラムを執筆中（これは左利き関連のメルマガでは最長である）。とくに自虐ネタが好評である。

本業は、営業、コピーライター、デザイン会社経営を経て、現在はサイレントセールストレーナーとして、営業マンの教育を行っている。　著書に『ドキドキ初回営業の極意』（中経出版）など多数。

【「レフティサーブ」HP】http://www.leftyserve.com

本書の内容に関するお問い合わせ先
中経出版編集部　03(3262)2124

中経の文庫

左利きの人々

2009年 1 月 1 日　第 1 刷発行
2009年 7 月11日　第 5 刷発行

著　者　渡瀬　けん（わたせ　けん）

発行者　杉本　惇

発行所　㈱中経出版
〒102-0083
東京都千代田区麹町3の2　相互麹町第一ビル
電話03(3262)0371(営業代表)
　　03(3262)2124(編集代表)
FAX03(3262)6855　振替　00110-7-86836
http://www.chukei.co.jp/

DTP／アスラン　印刷・製本／図書印刷

乱丁本・落丁本はお取替え致します。

ISBN978 4 8061 3256 1　C0170